まえがき

　旧版『薬学生のための医療倫理』は 2006 年度からスタートした 6 年制の薬学教育の中の医療倫理教育の基準となるテキストとして編纂された．薬剤師・薬学研究者にとっての倫理とは何かということが医療倫理学全体の中に位置づけられて構成されている．その到達目標とされていたのは，患者中心の医療を実現するために薬学専門職として必要な倫理観とコミュニケーション能力を身につけて，臨床上の倫理問題に対処できることであった．この基本的なテキスト構成に変わりはないが，テキストが準拠していた「薬学教育モデル・コアカリキュラム」が 2013 年に改訂され，新たに「薬剤師として求められる基本的な資質」が加わったことを受けて，いくつか新たなテーマを加えて新版を出すことにした．

　6 年制の教育は今年度で 16 年目に入っている．6 年制の教育を受けた学生諸君は薬剤師となり，チーム医療の一員としてその専門性を自覚して責任を持って医療にあたること，また地域に対応した薬剤師の固有の役割を果たすことなどの重要な課題に応えようとしている．しかし医薬分業も完全な意味では実現していないし，臨床研究の現場でも薬剤師がその専門性を生かして，被験者が被害を受けることを未然に防ぐ役割を十分に果たしているかと言われれば，そうではない現実がある．ディオバン事件をはじめいくつかの事件を薬剤師が中心となって防ぐことができなかったことは，利益相反の管理において薬剤師の無力さを見せつけている．医師の不正をどのように防ぐか，その役割を薬剤師は，13 世紀にフリードリッヒ 2 世によって医薬分業がヨーロッパで制度化されて以来，担ってきているはずである．しかしわが国では，医師を中心とする医療の権力が他の諸国に比して強大である．この権力に抗して，患者を権利侵害などの被害を受けることから守る責務が薬剤師には課せられている．そのための 6 年制教育であると言うこともできるのである．

　21 世紀になって医療をはじめ，政治・経済・環境などさまざまな分野でグローバル化が進んできている．薬剤師はその中にあって，世界的視野に立って自らの役割を果たさなければならない．チーム医療は医師中心の権力構造を打破したところにしか成立しない．薬剤師はこの医療内部の医師権力の壁を破らなければならないと同時に，閉鎖的医療そのものの壁を社会に向けて，そして世界全体に向けて打ち破っていくことがその使命として課せられているのである．医療倫理が医療という権力のグローバル化に対抗する倫理として構築されなければならない

とすれば，まさに薬剤師がその中心的役割を果たすのでなければならない．

　生命倫理は医療の倫理として 1970 年代にアメリカで成立・発展してきたが，その大きな要因として，アメリカ看護協会が推進したシステム論的アプローチによる社会へと開いた医療システムの構築がなされたことが挙げられる．それによって患者は，医療システムの中でも市民としての諸権利を保持したままでケアを受けることができるようになったと言ってよい．患者の自己決定権が医療システムの中で認められることになったのである．医師権力の打破を意識して看護師は医師に直接に立ち向かう．生命倫理の議論において医師の特権は認められない．この対立の中で薬剤師の果たすべき役割は大きい．議論を患者中心の医療へと結実するためには，鋭く対立する両者を媒介する重要な役割が薬剤師にはある．

　最後に薬害の歴史，ナチス医師団や旧日本軍の 731 部隊による反人道的人体実験，アメリカのタスキーギ梅毒実験などが証示しているように，医療はその目的と逆行する巨大な悪を惹起する巨大権力となってしまう可能性をいつでも内包している．その悪を発現させないためにも医療者の一員としての薬剤師の役割は重大である．

　本書の出版にあたり，丸善出版の小林秀一郎氏，安部詩子氏，折井大哲氏に大変お世話になったことを深く感謝いたします．

　2021 年 7 月

編者を代表して

松島哲久

目　　次

※本書の一部は松島哲久・盛永審一郎編『薬学生のための医療倫理』に収録のものを改訂したうえで掲載している.

序章

現代医療における薬剤師の使命

　現代医療において薬剤師はどのような役割を果たしていけばよいか．医療が高度化・専門化し，それにともない医療の各部門にはそれぞれに専門職としての固有の役割と責任が課せられている．従来の医師中心の医療からの転換が要請されているのである．医療者がそれぞれの専門職に伴う責任を果たすなかで患者中心の医療をどのように実現していくかが問われている．医師中心の医療はパターナリズム（Paternalism：父親的温情主義）に支えられている．すなわち，医師は患者に対して父親が子供に対するように，最善の努力を払う義務を負うけれども，どのように治療に当たるかは医師が決定するというものである．このパターナリズムからの脱却が医療倫理の大きな課題であった．患者の自己決定権に立脚した患者中心の医療において医療者の果たすべき役割が問われているのである．そのような中で薬剤師の新たな使命としてファーマシューティカルケアの遂行が挙げられる．薬物治療を責任をもって行うことである．しかしわが国では，この世界的に目指されている薬剤師の使命を遂行する体制が法的にも倫理的にも整っていない．真の意味で患者アドボカシー（擁護）の立場に立った薬剤師の役割を果たすことが強く要請されている．　　　　　　　　　　　　　　　[松島哲久]

1　現代医療における薬剤師の新たな使命：患者中心の医療の実現へ

現代医療とは　現代医療は臓器移植技術や生殖補助技術（assisted reproductive technology），遺伝子診断（genetic diagnosis）・遺伝子治療（gene therapy）・再生医療（regenerative medicine）などの先端医療技術の発達によって新たな段階に入っている．そこで問われるのがその新たな医療技術の有効性と安全性の問題であると同時に，その医療技術の適用の条件である．前者では動物実験から臨床試験を通してその有効性と安全性が求められていて，動物実験の倫理と臨床試験の倫理がそれらの研究を規制するものとして導入される．後者ではまさにその医療技術の適用の条件をめぐる倫理的議論が生命倫理として展開されるのである．臓器移植を可能にする条件として脳死問題が提起され，生殖補助技術の使用に関しては人工授精・体外受精の是非をめぐる問題，代理母問題，選択的中絶問題などが議論されている．再生医療においてもヒト胚をめぐる問題が問われている．これらは現代医療における先端医療技術に関する倫理問題が問われるものである．他方で，現代医療には終末期医療の問題が提起されてきている．生命維持装置や医療技術の進歩，薬剤の開発によって人間の尊厳を毀損するような過剰な延命治療がなされ続けることへの問いかけである．無理な延命処置に代わってQOLの改善を目指した全人的ケアとしての緩和ケア（palliative care）が提唱され，尊厳死・安楽死の問題がこれに関わってくる．

パターナリズムの医療から患者中心の医療へ　現代医療が多様かつ高度に発展してきたことにより，医師が中心となって患者の最善の利益を患者に代わって決定して，あたかも父親が自分の子に最善を尽くすように医療行為に取り組むパターナリズムの医療が困難になってきている．医療の中心には医師が位置していて，したがって医療の全責任は当然医師が負うべきものであるという自負のもとに医師は医療に当たってきた．医療行為の結果は，医師以外の他の医療スタッフがおこなった医療ミスであっても，医師が代表してその責任を負うべきものであった．たとえば眼前で不正だと思われる安楽死が医師によっておこなわれていて，他の医療スタッフもそれが犯罪であると認識していた場合でも，医師のその行為を止めることができずに患者を死に至らしめても，罪に問われるのは医師のみである．ここに医療の特異性を見て取ることができる．長きにわたって医師たちに遵守されてきたヒポクラテス倫理の伝統もこの特異性の上に成り立ってきたものである．これは医療が死と隣接したものであり，戦場その他での負傷やペストなどのさまざまな感染症が医療モデルの中心を占めていたことによる．そこでは患者は

医療の対象者ではあっても決して主体者たりえなかった．患者となって医療システムのなかに入ってしまった瞬間に，それまでさまざまな権利と尊厳をもった一人の市民であった人間が，その権利と尊厳を剥奪されて一介の対象者としての患者へと転化する．この医療システムは医師を頂点として，薬剤師・看護師・その他の医療スタッフがその下に位置し，患者がその最底辺に置かれた閉じた階層システム構造をなしている．しかし今や疾病構造の中心が慢性病へと転換し，疾病を健康全体の概念の内に位置付けてヘルスケアを構想する時代を迎えている．患者は人間の尊厳と市民としての権利の主体者であることを回復して，社会全体へと開いた医療システムのなかで患者中心の医療が目指されてきている．

患者アドボカシーとしての薬剤師の使命　患者中心の医療において医療専門職としての薬剤師に求められていることは，患者の権利と利益の擁護者（アドボケイト）であることである．多様化・専門化・高度化した現代医療において，とりわけ慢性病が疾病モデルの中心となっているなかでは，患者にとって最善の利益が何であるかを患者の意思を無視して医療者が一方的に決めることは原則として不可能となってきている．患者の価値観・人生観が多様化しているうえに，治療法の選択肢も，治療をしないという選択も含めて多様化し，さらに医療の高度化・専門化によって医療モデルが患者をそのシステムの内に含むチーム医療へと移ってきているからである．薬剤師がチーム医療全体としての取り組みのなかで果たすべき役割は，薬物療法の専門職としてその専門的知識を通して患者擁護の立場から助言と十分な説明をおこない，患者がチームの一員として自らの治療に参与して自己の治療法について自己決定できるように促すことである．これが患者の権利と利益の擁護者としての薬剤師のなすべき使命である．

医薬分業とファーマシューティカルケア　患者中心の医療を展開するには，まず医療システムそのものを「医師中心のシステム（Doctor-Oriented-System：DOS）」ら「患者中心のシステム（Patient-Oriented-System：POS）」へと転換して，薬剤師は社会全体へと開いた医療システムのなかで医療専門職としての役割を果たすのでなければならない．世界の先進諸国のように独占的な調剤権を持たない日本の薬剤師は，この開いた患者中心の医療システムにおいて医薬分業を実践することを通して，薬剤師の果たすべき真の役割を見出していくべきであろう．そのために提起されてくるのが，1990 年の論文でヘプラーによって提唱されたファーマシューティカルケアの考え方である．これは薬剤師が医療専門職として自ら「薬物治療を責任を持って遂行し，その成果として明確に患者の QOL の改善をもたらすことを目標とする」ものである．ここには薬剤師は単に調剤をおこなうだけでなく，薬物療法の専門職として責任を持って全面的に患者中心の医療に関与すべきであることが理念として明確に示されている．　　　　　　　　　　　　　　　［松島哲久］

2　なぜチーム医療なのか

医師中心の医療システムの限界　現代医療の高度化に伴って医療システムのあり方が根底から問われるようになってきた．従来の医療モデルは医師と患者との一対一の対面モデルであり，その関係性のなかで医師は患者の最善の利益，QOL（Quality of Life：生の質）の改善を求めて治療に当たることが暗黙の了解とされてきていた．当然医師は治療の結果に責任を負わねばならないし，そのような医師への信頼性のもとで患者は医師に自己の治療を任せることに暗黙の承諾を与えているものと見なされて医療は成り立ってきた．医師をこのように患者が信頼を寄せることができるある種の権威を持った父親のように見なし，その代わりに治療の結果について全面的に責任を負うべき存在であることを暗黙の裡に了解し合っているという考え方が医師中心のパターナリズム（paternalism）である．現在でも，医師も患者もそれを認めて，医師は患者に対して最善の治療に当たり，患者は医師を信頼して治療を受けている場合が多く，患者が医師に対して自己の病状や治療法について詳しい情報を得る権利や治療法を選択する権利，セカンドオピニオンを求める権利を強く自覚的に要求することが一般的になっているとは言い難い．しかし現代医療において医師が患者に最善の結果をもたらすことを前提として医療をおこなうことは事実上不可能になってきていることが認識されるべきである．医師も患者も医師のパターナリズムは成り立たないことをしっかりと自覚する必要がある．そこで求められているのがチーム医療である．

現代医療とチーム医療　医療は感染症などのさまざまな急性の病に対応しなければならないと同時に，超高齢化社会の到来とともに慢性病への対応が意識の中心を占めるようになってきた．そのいずれにも予防医学の重要性が自覚されてきている．医療を公衆衛生的観点も視野に入れて現代社会の疾病構造のなかで捉えるとすれば，医療は介護・福祉との関りなしには想定されないし，慢性病との関りにおいてはターミナルケアにおける死の受容の問題は急務の課題となってきている．薬物治療の高度化・専門化，高度の移植技術・生殖技術の医療への導入により，現代医療においてさまざまな医療専門職の協働が不可欠となってきただけでなく，介護・福祉専門職との協働，宗教・倫理の専門職との関りも不可欠になってきている．このように現代医療においては，医療施設内だけでなく，地域共同体へと開いた広い意味でのチーム医療が求められている．そのような医療理念の下でケアの中心に置かれるのが患者とその家族である．医療システムは「医師中心のシステム（Doctor-Oriented-System：DOS）」から「患者中心のシステム

（Patient-Oriented-System：POS）」へと転換されなければならないことが社会全体で強く意識されるようになってきている.

チーム医療の構成とその課題　患者中心の医療をチームを構成して行うという考え方を医療のパラダイムとすることは，必然的に医療倫理の根本的転換を要求する.　患者中心の医療をチームとして成立させるとすれば，患者が主体となって医療者に関わる医療の構成が必須である.　その場合，医療者は他の医療専門職とどのように関わり，また患者とどのように関わればよいのであろうか.

　まず医療者間で取り組まなければならないことは，多様な医療専門職（医師・歯科医師・薬剤師・看護師・臨床検査技師・診療放射線技師・臨床工学技士・救急救命士・理学療法士・作業療法士・言語聴覚士・栄養士・社会福祉士・介護福祉士・精神保健福祉士・臨床心理士・ソーシャルワーカーなど）の間でそれぞれの専門性を生かして医療情報を相互にたえず交換することによって，医療専門職全体が必要な最新の医療情報をチームとして共有し，それによってチームとしての治療方針等について共通の認識をもって患者・家族に対応することである.　この医療専門職間の情報交換のなかにはそれぞれ患者・家族から得られた情報も含まれる.　したがって患者・家族から得られる情報はチーム全体で交換され共有されることへの同意を患者・家族から得ておかなければならないし，情報の守秘義務もチームとして遵守されなければならない.　また，チーム全体の治療方針等を統括しチームを代表して患者・家族に伝える代表者が必要である.

　医療チーム構成としては，医療専門職間で構成される医療チームとチームを代表する医療専門職と患者・家族それぞれの間の関係性とが統合されて，その全体としてひとつのチーム医療が成立していると考えることができる.　ここで重要となる課題は，多種の医療専門職間，医療専門職と患者・家族の間，患者とその家族の間の対等の双方向的コミュニケーションに基づいた信頼関係の確立である.　患者中心の医療では最終的にどのような医療方針を取るかは当の患者が自律的に決定することになる.

チーム医療としての倫理　医療がチームとして構成されていることから，医療者はチームを構成している相互主観的関係性の網の目のなかで自己の医療専門職としてのあり方をその都度自覚的に捉えて決定しなければならない.　たとえ患者と一対一で対応しているときでも，たえず自己が置かれている医療チームの相互主観的関係性のなかで自己決定しながら患者と接していることが意識されていなければならない.　患者も家族との相互主観的関係性の内で自己の立場を構成しながら医療者と相互主観的に関係することになる.　この多様で重層的な相互主観的関係性の内で医療のあるべき倫理が構成されてくるのである.　そして最終的には医療者は患者アドボカシーの立場に立って，患者の自己決定権を尊重して医療を遂行するのでなければならない.

　　　　　　　　　　　　　　　　　　　　　　　　　　　　　　[松島哲久]

3　医療人のプロフェッショナリズムと社会的責任

ヒューマニズムとプロフェッショナリズム　薬剤師に必要な「基本的な資質」とは何であろうか．現在の薬学教育は「豊かな人間性と医療人としての高い使命感を有し，生命の尊さを深く認識し，生涯にわたって薬の専門家としての責任を持ち，人の命と健康な生活を守ることを通して社会に貢献する」（薬学教育モデル・コアカリキュラム―平成 25 年度改訂版）と謳っている．薬学倫理の基本理念は，従来の「ヒューマニズム」（旧コアカリ）を継承しながらも，より鮮明に「プロフェッショナリズム（専門職主義）」への志向を打ち出したのである．

対物業務からの脱却―「患者のための薬局ビジョン」　超高齢社会を見据えて，わが国では薬局・薬剤師の役割が大きく変わろうとしている．2015 年に策定された「患者のための薬局ビジョン～「門前」から「かかりつけ」，そして「地域」へ～」（厚生労働省 HP を参照）は，「地域包括ケアシステム」の一翼を担う「かかりつけ薬剤師」の具体像を多角的に描いている．かかりつけ薬剤師の役割を発揮するために，薬局・薬剤師は「対物業務から対人業務へ」という業務内容の大幅な見直しを迫られており，具体的には，医薬品に関する「専門性」の向上はもとより，対人的な「コミュニケーション能力」の向上が不可欠となる．

薬学プロフェッショナリズム―「FIP 薬剤師の誓い」　国際薬剤師・薬学連合（Fédération Internationale Pharmaceutique：FIP，1912 創立）は 2014 年の代議員会議で下記の「薬剤師の誓い（OATH / PROMISE OF A PHARMACIST）」[1]を採択した（(1)～(9)の番号と〔　〕は筆者による補足）．

〔前文〕私は薬剤師として人類に奉仕することを誓い，私の専門職の理想と公約を守り抜くことを誓います．(1)私は私の生活のすべての局面で，人間として最も望ましい行動の基準に従います．(2)私は私の知識と能力の限りを尽くして，私が奉仕するすべての人々の健康と安寧を支援するために尽力します．(3)私は常に，私が奉仕するすべての人々の要求を，私の個人的な利益や考慮に優先させます．(4)私は私が奉仕するすべての人々を平等に，性別，人種，民族，宗教，文化，または政治的信条に関係なく，公平かつ敬意を持って接遇します．(5)私は私に託された個人情報と健康情報について，守秘義務を貫きます．(6)私は私の職業生活を通じて，私の専門職に関わる知識と能力を維持し続けます．(7)私は薬局業務における知識と〔行動〕基準の開発向上に励みます．(8)私は私の専門職を担う後継者の養成に尽力します．(9)私は私の周りにいるすべての保健医療専門職と業務上の連携を推進するために，あらゆる機会を活用します．〔結び〕私はこの厳

粛な誓いを立てる／この約束をするに当たり，これまで私が薬剤師になるのを支えてくれた方々に敬意を表し，けっしてこれらの誓いに反した行動をとらないと公約します．〔以下，立会薬剤師と本人の署名欄，日付欄が続く〕

　薬学の隣接領域では，「ヒポクラテスの誓い」（紀元前5世紀頃）とそれに倣った「ナイチンゲール誓詞」（1893/1935改訂）が，医学と看護学のプロフェッショナリズムを象徴する文書として広く知られている．FIPは，奇しくも創立から1世紀余りを経て，独自に「薬剤師の誓い」を策定した．その背景には「薬学プロフェッショナリズム」確立への熱き思いがあったものと推測される．

　この「誓い」を専門職の主要な特徴[2]に対応させると，①専門知識と長い訓練（(6)，(7)，(9)，結び），②サービス志向（序言，(2)，(3)，(4)），③業務の独占（(8)，(9)＝連携の重視），④自己規制（前文，(1)，(4)，(5)，結び）と整理できる．

社会的責任の中核―最善努力・自律尊重・守秘義務　　語源から見ると，profession（専門的職業）はprofess（信仰を告白する）に由来し，社会との約束（契約）に基づいて利他的業務を遂行する特定の職種（聖職者，医師，弁護士）を指していた．専門職が社会との信頼関係の上に成り立つ以上，社会的責任を果たすことが信頼に応える道である．薬剤師の業務は対人・対物の多岐にわたり，法的義務も夥しい数に上る．特に対人業務の場合，最善努力（最も適切な薬物治療を提供する），自律尊重（患者などの自己決定を優先する），守秘義務（プライバシーに十分な配慮をする）などが，最も基本的な倫理的要求に数えられる．

プロフェッショナリズムとインテグリティ（誠実さ）　　「職能基準に関するFIP声明―薬剤師倫理規定」（巻末資料1）では，個別条項の第1に「消費者，患者と介護者，および同僚を含む他の保健専門職との関係において，正直かつ誠実にふるまうこと」が謳われている．複雑化した現代社会では「プロフェッショナリズム」と「インテグリティ（誠実さ）」が不可分であり，例えば国連〔職員〕の基本理念も「インテグリティ」「プロフェッショナリズム」「多様性／ジェンダーの尊重」の3つである．さらにFIP声明は「すべての専門的サービスと医薬関連製品を提供する際に，法律，既存の綱領，実務規範を遵守すること，そして医薬品サプライチェーンの完全性（インテグリティ）を確保すること」も謳っている．つまり，薬剤師には，対人業務の誠実さと併せて，対物業務の誠実さ（医薬品の信頼性という意味での完全性）が要請されているのである．　　　　［宮島光志］

【参考文献】

[1]　OATH / PROMISE OF A PHARMACIST（https://www.fip.org/file/1514：最終閲覧日2021年5月19日：本項目の日本語訳は執筆者による）

[2]　ケヴィン・テイラーほか，渡辺義嗣訳『薬学と社会―これからの薬剤師像を求めて』共立出版，pp.101-102，2004.

基本事項・コアカリ演習①

先進医療　①先進医療には体外受精などの生殖補助技術を利用したものから臓器移植，遺伝子診断・治療，再生医療などがある．②生命倫理問題としてヒト胚・代理母・選択的中絶をめぐる問題から脳死問題・延命治療をめぐる尊厳死・安楽死問題，さらには先端医療技術を医療外の領域へと利用するエンハンスメント問題などがある．

患者中心の医療　①疾病モデルの中心が感染症から慢性病へと転換したことにより逸脱行為としての疾病観が廃棄され，それに対応して医療の中心が医師から患者にとって代わった．それに伴って人間としての患者の権利が医療システムの中でも回復することになり，医療者は患者の権利擁護者としての立場に徹することが必要とされている．②多様かつ高度に発展した現代医療のなかで患者中心の医療を展開するために，医師中心の医療から様々な医療専門職からなるチーム医療への転換がなされてきている．

専門職（Profession）と配慮責任　①医療者は専門職としての倫理綱領を持つ（薬剤師には「薬剤師綱領」・「薬剤師行動規範」，医師には「医の倫理綱領」，看護師には「看護者の倫理綱領」がある．②国連の基本理念：インテグリティ（Integrity），プロフェッショナリズム（Professionalism），多様性／ジェンダーの尊重である．

【演習1】　現代医療に関する次の記述のうち，適切でないものはどれか．
1. パターナリズムの医療では医療システムの頂点に医師が位置する．
2. 患者中心の医療では患者は人間の尊厳を有し基本的人権の主体者である．
3. 感染症が医療モデルの中心である時代には患者は医療の主体者たりえなかった．
4. 現代では疾病を健康全体の概念の内に位置付けてヘルスケアを構想する．
5. 現代医療では，延命治療を行うことが必須条件である．

【演習2】　チーム医療に関する次の記述のうち，適切でないものはどれか．
1. 現代医療では地域に開いた広い意味でのチーム医療が必要である．
2. チーム医療においてケアの中心に置かれるのは患者とその家族である．
3. チーム医療では医師がチーム全体を統括する代表者として患者に対応する．
4. チーム医療では情報の共有化により守秘義務もチームとして遵守される．
5. チーム医療では情報がチーム全体で共有されることへの同意が必須である．

【演習3】　薬剤師の使命に直接関係しないものはどれか．
1. 患者の権利の擁護　　2. ファーマシューティカルケア　　3. IC の尊重
4. 医師への忠誠心　　5. 医薬品の適正使用　　　　　　　　　　［松島哲久］

第1章

薬剤師が果たすべき役割と求められる倫理

　薬学と薬剤師の歴史とその変遷を世界的視野から展望したとき，現在どのような役割を薬剤師として果たすべきかが問われる．その中で特に「医薬分業」の長い歴史によって確立してきた薬剤師への信頼によって薬物治療が支えられてきていることに留意すべきである．世界的には薬物治療に関して薬剤師は医師をも管理監督できる立場を確立してきているのである．この薬剤師の権限をわが国でどのように確立していくかが問われている．さらに現在，薬剤師が果たすべき役割として要請されているのがファーマシューティカルケアである．臨床の現場で薬物治療において薬剤師はその中心的役割を担ってケアを行う責任を課せられているのである．しかしわが国では，薬剤師が責任をもって薬物治療にあたることができるような法的整備が未だできていない．その意味で薬剤師が世界においてどのような法的・倫理的体制のもとにその任務を果たしてきているかを見ていく必要がある．

［松島哲久］

1　薬学の歴史と現在そして未来

医療と薬学の起源　人類史において医療がどのように成立し展開されてきたかについては，発掘されたネアンデルタール人の埋葬品に薬草の花粉が発見され，人類史の早い時期から植物起源のものが治療効果のある薬として使用されていたことが類推される．ここで病に対して人類は原始医術として呪術的対応とともに，何らかの自然由来の物質を病を治癒させる薬として使用していたと考えられる．考古学的な発掘資料からは，古代メソポタミアの都市ニップルの発掘で紀元前3000年頃に刻まれたと考えられる楔形文字の粘土板文書が発見され，そこには植物由来の多くの薬の名が刻まれていた．その中には動物由来，鉱物由来のものも含まれており，当時の投薬の実態を示すものとして薬学史上重要な出来事であった．次に歴史的資料としては，古代エジプトで紀元前1550年頃に成立したとされる医学全書エーベルス・パピルス（Ebers Papyrus）が挙げられる．これは紀元前3400年頃に遡る文書を書き写したものと考えられていて，700種に及ぶさまざまな病に対する治療薬とその調合法が記載されている．その中には悪魔を退散させる呪文も多く載っている．

古代ギリシャ・ローマ時代の医学と薬学　医学を呪術から切り離して客観的な症候観察に基づく経験科学として成立させたのはヒポクラテス（紀元前460 ～ 370頃）である．彼の生きた時代はソクラテスやプラトンとほぼ同じで，古代ギリシャの合理的な自然哲学と科学認識を共有している．ヒポクラテス医学は病因論としては四体液（血液・粘液・黄胆汁・黒胆汁）説をとり，それらのバランスの調和不調和で身体の健康状態を捉えた．病を治すのはもともと自然に備わっている自然治癒力によるものであり，医療はそれを助けるものとして考えられていた．しかしヒポクラテス医学では薬学との区別は明確にはなされていなくて，およそ400種の薬が同一の医師によって処方されると同時に調剤されていた．ヒポクラテス医学で画期的なことは，医療に対する医療者の使命として「ヒポクラテスの誓い（Hippocratic Oath）」を後世に残したことである．この誓いは，1970年代に生命倫理が医療の世界に導入されるまで，医師の守るべき使命として誓われてきたものである．その要点は以下の通りである．「私は能力と判断の限り患者に益するとおもう養生法をとり，悪くて有害と知る方法を決してとらない」，「頼まれても死に導くような薬を与えない」，「婦人を流産に導くような道具を与えない」，「いかなる患家を訪れるときも，それはただ病者を利益するためであり」，「女と男，自由人と奴隷の違いを考慮しない」，「医に関すると否とにかかわらず他人

の生活について秘密を守る」[1].

　古代ローマでは医療はギリシャ人の医師が中心となって行われた．その中で薬学に関してはギリシャ人の医師で薬理学者・植物学者でもあったペダニウス・ディオスコリデス（40-90頃）がまとめた本草書『薬物誌』が重要である．これに対して古代ローマ医学を代表する医学者はガレノス（129-200頃）である．彼はヒポクラテス医学の四体液説を取りながら古代ギリシャ医学を体系的にまとめ上げると同時に，動物実験を導入して臨床医学への新たな展開を見せた．ガレノスの著作はアラビア語に翻訳され，中世イスラム医学へ大きな影響を与えた．11世紀にはガレノスの著作も含めイスラム医学の多くの著書がラテン語に翻訳されて中世ヨーロッパ世界に再導入され，ガレノス医学は16世紀までヨーロッパ医学の権威として君臨した．

近代薬学の誕生と歴史　近代医学は16世紀から17世紀にかけてアンドレアス・ヴェサリウスやウイリアム・ハーヴェーに代表される人体の解剖学の発達によって近代科学に基礎づけられた医学として成立する．ヴェサリウスには *De humani corporis fabrica*（『人体の構造』），ハーヴェーには『血液循環の原理』などの著書がある．これに対して近代薬学は18世紀後期に天然の薬物からの有効成分の抽出や化合物同士の合成の方法が確立することによって成立する．1776年にはウィリアム・ウィザリングがジキタリスから強心利尿剤を，1798年にはエドワード・ジェンナーが種痘法を開発した．1804年にはフリードリッヒ・ゼルチュルナーがアヘンからモルヒネを単離し，1887年には長井長義がマオウからエフェドリンを抽出した．19世紀後半には細菌学が発達し，1885年にルイ・パスツールが狂犬病のワクチンを開発し，ロベルト・コッホは1876年に炭疽菌，1882年に結核菌，1883年にコレラ菌を発見している．血清療法の開発としては，ベーリングのジフテリア菌，北里柴三郎の破傷風菌に対するものが挙げられる．さらに20世紀に入ると1910年にパウル・エールリッヒと秦佐八郎がサルバルサンを発見，1929年にはアレクサンダー・フレミングが抗生物質のペニシリンを発見し，1944年にはセルマン・ワクスマンがストレプトマイシンを開発し，以後次々とさまざまな抗生物質が微生物から発見されてきて現在に至っている．

薬学の現在とその未来　現代の薬学は2003年にヒトゲノム全塩基配列の完全解読がなされてポストゲノム時代に入り，そこで確立したゲノム薬理学に基づいて，ゲノム創薬が個別化医療としてのテーラーメイド医療を実現するものとして期待されている．またバイオサイエンスとバイオテクノロジーの高度の発達によって再生医療と連関した創薬の研究・開発が可能となり，薬学の未来はこれらが医療の倫理に合致してなされるかどうかに懸かっている．　　　　　　　［松島哲久］

【参考文献】
[1]　小川鼎三『医学の歴史』中央公論社，1964．

2 薬剤師の役割の変遷と医薬分業（世界と日本）

薬剤師の誕生　古代メソポタミア文明においてはすでに治療薬としてさまざまな種類の植物由来・動物由来・鉱物由来の薬が使用されており，薬を専門に調剤し治療する医師が誕生している．紀元前 1500 年頃古代エジプトにおいて，パピルスに書かれた『医学・薬学全書』に多数の症例とその治療法，薬の処方，700 種に及ぶ薬の記載がある．その後の古代ギリシャのヒポクラテス医学，古代ローマのガレノス（Galenus, 129-200 頃）医学の発展のなかで，医学はその魔術性の要素から脱却して自然を基礎とする経験科学として成立する．とりわけガレノスは薬を疾病別に体系化し，また薬局（アポテック）を開いてそこで医薬品を製造し，「ガレノス薬学」を成立させる．この薬学的発展によって医術から独立した調剤の専門家としての調剤師（アポティケール）が登場することになり，やがて開局薬剤師（ファルマシアン）が成立する．本来の意味での薬剤師の誕生である．

イスラム医学の展開と開局薬剤師の成立　古代ギリシャ・ローマで発展した医学は，直線的に中世ヨーロッパへと伝えられることなく，イスラム文化圏において継承・発展していく．9 世紀にはガレノスの著作がアラビア語に翻訳され，彼の合理的・科学的・体系的医学がイスラム医学のパラダイムとして機能していくことになる．イブン・スィーナー（Abū ʿAli Ibn Sīnā, 980-1037，ラテン名アヴィケンナ Avicenna）は「ペルシャのガレノス」，「医学の父」と呼ばれ，従来の体系化された医学研究に実験と数量化の方法を導入し，さまざまな感染症の研究とその拡散対策としての検疫，実験医学における治験などの導入も行った．このようなイスラム医学の発展のなかで，アラビアでは 9 世紀前半には薬局を開設する薬剤師も出現している．やがて 11 世紀にはローマ，モンテ・カシーノ，ベニスなどイタリアでも薬局が開設されてくることになる．

医薬分業への歴史的エポック　イタリアで医師から独立した薬局が開設される中で，医師はヒポクラテス，ガレノスの時代から薬室を持ち，薬を処方すると同時に調剤もおこなっていて，医師中心の治療体系は存続していた．そのような中でシチリアの神聖ローマ帝国の皇帝フリードリッヒ 2 世によって 1231 年に「メルフィー法典」が作成され，「薬剤師職能の大憲章」（1240 年「サレルノ勅令」で改正）で医薬の完全な分業と医師の処方に関する規制が宣言された．この中で薬は薬局に置くこととされ，医師が薬局に関わり不当な利益を得ることが禁止された．同時に毒物でもある薬の製造・保管・管理が，医師による毒殺を防ぐ狙いもあって，医師から完全に切り離され，薬剤師が責任をもってこれにあたることに

なった．また薬局の数を限定し国内への適切な分布の実現が図られ，政府による薬価の制定もなされた．サレルノ勅令以後，医薬分業はヨーロッパ各国に広がっていき，ヨーロッパの薬剤師は医薬品の独占的な販売権や調剤権が国家によって保障されることが原則となる．ここに医薬品の専門職としての薬剤師の独立性が確保されることになる．

現代における薬剤師の新たな役割　西欧で薬の専門家としての薬剤師への信頼が絶大となっているのは，まず医師が患者の病を診断し，必要とあれば医薬品を処方する．それを受けて薬剤師は自らが調剤する医薬品に対して全面的に責任を負う体制が出来上がっているからである．薬物治療への国民の信頼は，医師をも国民に代わって管理監督できる立場にある薬剤師への信頼によって支えられている．これが医薬分業の歴史的成果である．この医薬分業の歴史的展開を踏まえて，現在では新たな薬剤師のあり方への取り組みが全世界的に試みられている．ファーマシューティカルケアである．米国薬剤師会の定義では，「患者の QOL を改善する明確な結果をもたらすために，直接的に，また責任をもって薬物療法に関連したケアを提供すること」である．薬剤師は薬物療法という臨床の現場で中心的役割を担ってケアをおこなうことが要請されてきているのである．

わが国における医薬分業の歴史と現在　わが国の医療の歴史は主として大陸との交流によって展開され，7世紀には僧恵日によって当時中国の最高水準の医学がもたらされた．医療が法制度として本格的に規定されたのは「大宝律令」（701）における「医疾令」によってである．この中では，薬園を備えた典薬寮において薬を調合して与える「薬司」と，患者を診断・治療する「侍医」とが理念上は区別されていた．その後もわが国の医療の歴史は明治になるまで中国医学・薬学との密接な関係によって発展してきた．安土桃山時代の曲直瀬道三，江戸時代の山脇東洋らに代表される漢方医学が中心であり，李時珍の『本草綱目』（1590）も伝えられた．江戸末期には緒方洪庵らによって蘭学が導入され，近代西洋医学の先駆けとなった．明治になって「医制」（1874）の制定により診療は医師試験合格者に限定されると同時に，医師による医薬品の販売が禁止された．わが国での近代的医薬分業の始まりは「薬剤取調乃法」（1873）からである．しかし「薬律」（1889）附則により医師の調剤権が認められることになり，医薬分業は空洞化された．第2次世界大戦後に「医薬分業法」（1951）が施行されたが，その後改正されて医師の調剤権が認められた．しかし1974年に医師の処方箋料が引き上げられ，医療保険による医薬分業推進の方向性が本格化する．1992年には医療法の改正により「医療の担い手」として薬剤師が明記され，医薬分業率は2017年には72.8%に達している．しかし薬剤師の調剤権は強制的な独占権を得ておらず，不十分なままに政策的に推進されるにとどまっている．　　　　　［松島哲久］

3　医薬品の適正使用とファーマシューティカルケア

医薬品の適正使用　医薬品には「主作用」と「副作用」の二つの側面があり，医薬品の使用にあたっては，期待する主作用の効果を最大にし，副作用による健康被害を最小にすることが求められる．これをふまえて医薬品の使用を促進しようとするのが「医薬品の適正使用」という考えである．

　日本では 1982 年に製薬会社による治験データ捏造事件が発覚し，その後1990 年に旧 GCP「医薬品の臨床試験の実施の基準に関する省令」が施行されたが，不充分な点があり，1993 年にはソリブジン事件が起こった．「医薬品の適正使用」は，医薬品の開発や使用について問題のある国内事情に鑑みて，この事件の数カ月前に厚生省が企画した「21 世紀の医薬品のあり方に関する懇談会」の最終報告書の中で示された提言の一つであり，次のように定義されている．

　「医薬品の適正使用とは，まず，的確な診断に基づき患者の状態にかなった最適の薬剤，剤形と適切な用法・用量が決定され，これに基づき調剤されること，次いで，患者に薬剤についての説明が十分に理解され，正確に使用された後，その効果や副作用が評価され，処方にフィードバックされるという一連のサイクルと言えよう．」

医薬品の適正使用と薬剤師　この定義に従えば，「医薬品の適正使用」は，的確な診断，最適な薬剤処方，調剤，患者が十分理解できる説明，正確な使用，使用後の評価，フィードバックという 7 つの要素から成り，全体として患者により大きな利益を与える薬の使い方を目指したものであることが分かる．薬剤師との関わりという点では，調剤における処方せん監査（医薬品情報や患者情報を考慮した最適な調剤），患者への説明としての服薬指導（薬物療法の意義や，副作用への対応を含む薬の使用法の理解の促進），使用後の評価とフィードバックとしての経過観察および医師や患者への報告などが主な関与項目だといえる．

　報告書は，適正使用の確保には「医薬品に関する情報が医療関係者や患者に適切に提供され，十分理解されることが必須の条件」だとし，服薬指導・使用後評価・フィードバックにおける質の高い情報交換の重要性も説いている．

関連法規　こうした方針は法律にも反映されており，薬機法や薬剤師法でも，調剤時の指導等の義務や調剤の際の情報提供と薬学的知見に基づく指導の義務が課せられている．2019 年の薬機法と薬剤師法の改正では，必要があると認められる場合には，調剤時に加え，服用期間を通じた継続的な情報提供と指導が義務づけられ，また，薬剤師が医師等へ患者の服薬状況等に関する情報を提供し，医療

施設間の連携の推進に務めるべき，という努力義務も課せられるようになった．それとともに薬局の定義も変更され，調剤業務の場所という規定から，「医薬品の適正な使用に必要な情報の提供及び薬学的知見に基づく指導の業務を行う場所」（改正薬機法第 2 条）へと変更された．このように薬剤師には，患者の自己決定を支えるための的確な情報提供・指導・コミュニケーションの能力がますます強く求められるようになってきている．

ファーマシューティカルケア　医薬品の適正使用のサイクルを循環させていくための行動哲学はファーマシューティカルケアと呼ばれる．ファーマシューティカルケアの概念は 1990 年，米国のヘプラーとストランドの論文によって提唱され，1993 年には ASHP（米国医療薬剤師会）がこの概念を公式に支持するようになった．その声明の中で ASHP はファーマシューティカルケアを次のように定義したあと，定義を構成する 5 つの要素について下記のような説明を加えている．

　「薬剤師の使命はファーマシューティカルケアを提供することにある．ファーマシューティカルケアとは，患者の QOL を改善する明確な成果をもたらすことを目的として，直接的に，責任をもって薬剤関連のケアを提供することである．」

1. 薬物療法との関連　薬物の処方だけでなく，個々の患者の薬物使用に関する判断（薬を使用しないという判断も含む）にも関与する．
2. ケア　ファーマシューティカルケア（以下，ケア）の基本単位は，薬剤師と患者が 1 対 1 の直接的な，職業上の関わり合いを持つところにある．
3. 成果　ケアの目標は，薬物療法上の成果をあげることによって，個々の患者の QOL を改善（病気の治癒，総体的症状の消失や改善，病気の進行の阻止や遅延，病気や発症の予防）することにある．
4. QOL　薬剤師は患者の QOL を計る尺度や器具に関係する文献に通じておく必要がある．また，患者の QOL を過不足なく評価するには客観的かつ（患者自身の）主観的な評価を組み込まねばならない．
5. 責任　責任には，ケア提供者に対する患者の道徳的な信頼感と，患者に対するケア提供者の責務の遂行という二つの側面が含まれている．薬剤師は患者の最善の利益となるすぐれた職業上の行為によって，患者の信頼に真剣に応えることが求められる．［筆者訳及び要約］

ケアの実現と課題　ファーマシューティカルケアの定義には上記の他に WHO や，欧州ファーマシューティカルケア・ネットワークの定義などがあるが，薬剤師が個人としてひとりの人間である患者個々に向き合い，薬を通じて患者の利益を成果としてもたらすことを業務の中心に置くべきとする点で共通している．しかし，医療環境や法規の変化への対応に日々迫られる多忙な業務の中で，薬剤師からは個々の患者に向き合うゆとりが失われがちであり，専門教育や医療体制の整備など，改善すべき様々な課題がある．　　　　　　　　　　［遠藤寿一］

4　法令の構成と薬剤師関連法規

法と倫理の関係　法も倫理（ないし道徳）も，私たちの行動の基準を示し，社会生活の統一と秩序を維持するための社会規範である．例えば，人を殺してはならない，という規範は法と倫理のいずれにも見出される．では，法と倫理は同じかと言えばやはり相違がある．しばしば，法は人間の外面，つまり行為や態度に関する規範であるのに対し，倫理は人間の内面，つまり意思や心情に関する規範である，と説明される．その点で，法と倫理の規範のあり方は区別されると言える．しかし，犯罪を行う意図の悪質性によって刑罰が重くなるなど，法において内面が考慮される場面は多々あるし，倫理も行為規範である以上，外面的な行動の評価に無関心であるわけではない．そのため，法と倫理の差異の指標を，単なる内面，外面ではなく，規範を遵守させる強制力の性質に求めることがある．法における強制力とは，犯罪行為に対する刑罰や不法行為に対する損害賠償などを指すが，こうした国家的な外的強制力は倫理には見られない．

　このように，法と倫理には異なる側面があるが，両者は密接に結びついてもいる．何よりも，倫理に裏打ちされない法は脆弱であり，外的強制力のみによる法の支配は人々の関心を法の抜け穴捜しに向けさせ，法を形骸化させてしまう．法は社会秩序を維持するための最小限度の必要を満たす規範なので，法の形骸化は社会基盤の空洞化につながる．それが医療に関係する法であれば，倫理抜きの法は医療社会の土台を堀り崩してしまう．また，法は社会構造や状況の変化に応じて改廃立法されるが，法を変更する根拠の多くは法以外の規範に求められ，倫理規範はその際重要な役割を果たす．こうした意味で，医療に関わる法を学ぶときには，私たちは，倫理の諸原則・規範（生命倫理の4原則，また薬剤師においては日本薬剤師会の「薬剤師綱領」や「薬剤師行動規範」等）についての理解や共感を持って臨む必要がある．

法令の構成　法令は憲法を最上位として法律，政令，省令などから構成されている．法を，制定ないし改廃することができる機関等との関係で整理し，関連事項を加えて説明すると，まず「憲法」は国の最高法規であり，その制定改廃は国民投票によって行われる．「法律」は国会の議決を経て制定され，憲法および条約に次ぎ，政令，条例など他の法の上位に位置する法規である．「政令」は内閣によって制定され，「省令」は各省大臣によって制定される法規である．政令と省令は，法律の規定を実施するための細目を定めるものだが，国民の権利義務や罰則を設ける場合は法律の委任が必要となる．「告示」は国や地方公共団体などの公の機

関が，必要な事項を公示する行為のことをいい，法的拘束力を持つ．「通達」は各大臣等が，下部機関・職員に対し，所掌する事務に関して法令の解釈・運用方針等を指示する文書形態を指し，法的拘束力を持たない．「条例」は法律の範囲内で地方公共団体が地域内の住民の権利義務を規制するために制定する法規である．この他に，国際法の規律にしたがって国会で承認される「条約」がある．条約が承認される場合は通常は対応する国内法が制定される．

薬剤師関連法規　高い専門性を有する薬剤師が関わる分野は多様であり，薬剤師の活動には下記のような様々な法律が関わっている．

1. 国の基本事項を定めたもの：憲法，刑法，民法
2. 薬剤師等の医療従事者の資格，任務，医療提供体制等を定めたもの：薬剤師法，医師法，歯科医師法，保健師助産師看護師法，医療法
3. 医薬品等の生産，供給，安全対策，副作用被害者救済等に関するもの：医薬品，医療機器等の品質，有効性及び安全性の確保等に関する法律（薬機法），独立行政法人医薬品医療機器総合機構法，安全な血液製剤の安定供給の確保等に関する法律
4. 特別な規制を要する薬物に関するもの：麻薬及び向精神薬取締法，覚醒剤取締法，あへん法，大麻取締法，薬物及び劇物取締法
5. 医療の供給，医療保険制度に関するもの：健康保険法，国民健康保険法，介護保険法，高齢者の医療の確保に関する法律，
6. その他，薬剤師の責任に関するもの：製造物責任法（PL 法），個人情報の保護に関する法律

薬剤師と法規　上記 1 の憲法においては，薬剤師にとって重要な条文は，個人の尊重を扱う第 13 条と生存権を扱う第 25 条である．特に第 25 条は，医療関係者の身分および業務を定める際の根拠とされている．刑法では，秘密漏示に関する第 134 条と，業務上過失致死に関する第 211 条，民法では，損害賠償に関する第 415 条と第 709 条が重要である．2 ～ 6 の中で薬剤師に関わる法令の中心をなすのは，薬剤師法と薬機法である．薬剤師法は薬剤師の身分に関する事項や薬剤師の社会的行動規範を定めた法規であり，薬機法は，医薬品，医療機器等の品質と有効性および安全性の確保の他，保健衛生上の危害の発生及び拡大の防止，指定薬物の規制，医薬品，医療機器及び再生医療等製品の研究開発の促進を目的に，製造・表示・販売・流通・広告などについて細かく定めた法規である．GCP，GLP，GMP 等の省令も薬機法に基づいている．その他の法規では，薬剤師の調剤の例外を規定した医師法第 22 条と歯科医師法第 21 条や，薬剤師業務には必須の健康保険法，高齢社会に対応するための介護保険法，医薬品を含む製造物の欠陥による損害賠償を対象とした製造物責任法（PL 法），個人情報保護に関する法律についても十分に理解しておく必要がある．　　　　　　　［遠藤寿一］

5　薬剤師の倫理規定と薬剤師法

「薬剤師行動規範」日本薬剤師会 2018 年制定　多くの専門職団体は，自らの社会的な意義や役割を広く周知するために「倫理綱領」，「倫理規程」，「行動規範」等の名称の文書を公表している．個々の条文としての「規定」をひとまとまりにしたものを「規程」と呼ぶ．「綱領」とは，団体がその基本的立場・理念・活動方針・政策等を要約した文書のことである．

　日本薬剤師会は，昭和 43（1968）年に「薬剤師倫理規定」を制定後，平成 9（1997）年の全面改定を経て，その後の社会の動き，欧米諸国の薬剤師会及び FIP の倫理綱領等を参照しつつ，平成 30（2018）年に「薬剤師行動規範並びに解説」を確定した．この規範は，いわゆる「前文」相当部分と，下記見出しの 15 項目から成り立っている．1. 任務，2. 最善努力義務，3. 法令等の遵守，4. 品位及び信用の維持と向上，5. 守秘義務，6. 患者の自己決定権の尊重，7. 差別の排除，8. 生涯研鑽，9. 学術発展への寄与，10. 職能の基準の継続的な実践と向上，11. 多職種間の連携と協働，12. 医薬品の品質，有効性及び安全性等の確保，13. 医療及び介護提供体制への貢献，14. 国民の主体的な健康管理への支援，15. 医療資源の公正な配分．

　日本薬剤師会の解説によれば，これらは薬剤師個人の自律性に依拠する，すべての医療関連分野に共通する薬剤師の必要最小限の行動規範であり，これらの行動規範の遵守は，医療の質を保証するため，又，薬剤師個人及び薬剤師からなる職能集団に対する社会の信頼と尊敬を得るために，不可欠である．又，社会の高齢化が進んでも，健やかに生活し老いることができることは，国民の願いであり，薬剤師は，そうした願いの実現のため，一人ひとりの生命，尊厳，権利を尊重することを行動と判断の基本とし，すべての医薬品の適正使用（有効性・安全性・経済性）を担保するとともに，公衆衛生活動，環境衛生活動に職能を発揮して，人々の健康な生活を確保することが任務である．

　旧「薬剤師倫理規定」に対して，平成 30 年版の本行動規範は，患者の自己決定権の尊重，差別の排除，学術発展への寄与，職能の基準の継続的な実践と向上，国民の主体的な健康管理への支援，医療資源の公正な配分といった，新たなキーワード類，項目類を盛り込んだものとなっている．もし日本薬剤師会が，本行動規範の英訳版も作成して，それをホームページで容易に閲覧可能とするならば，世界の薬剤師会や薬科大学からも，国際標準にふさわしい行動規範として，広く認知，歓迎されてよいだろう．

「薬剤師法」令和元年六月十四日（令和元年法律第三十七号）改定　日本の「薬剤師法」は，薬剤師の任務を「調剤，医薬品の供給その他薬事衛生をつかさどることによって，公衆衛生の向上及び増進に寄与し，もって国民の健康な生活を確保する」（第1条）ことと定め，全33条の中で，薬剤師の任務，免許，届出，国家試験，業務，及び罰則に関する事項を取り上げている．

　この薬剤師法によれば，薬剤師でない者は，販売又は授与の目的で調剤してはならないが，医師等による調剤の場合は，この限りではない（第19条）．調剤に従事する薬剤師は，調剤の求めがあった場合には，正当な理由がなければ，これを拒んではならない（第21条）が，医師，歯科医師又は獣医師の処方せんによらなければ，販売又は授与の目的で調剤してはならない（第23条）し，薬剤師は，処方せん中に疑わしい点があるときは，その処方せんを交付した医師，歯科医師又は獣医師に問い合わせて，その疑わしい点を確かめた後でなければ，これによって調剤してはならない（第24条）．加えて，薬剤師は，患者又は現にその看護に当たっている者に対し，必要な情報を提供し，必要な薬学的知見に基づく指導を行わなければならない（第25条の2），等々とされている．

　この薬剤師法の精神からすれば，薬剤師は，処方せんに記載された医薬品の在庫が切れているというだけでは調剤を拒否できず，又，処方内容に疑問を感じただけでは，調剤を断る正当な理由にはならない．処方せん中に疑わしい点があるときは，処方した医師本人に，調剤する薬剤師本人が確認する義務があり，処方医も，薬剤師から疑義照会を受けた際には，適切に対応することが「保険医療機関及び保険医療養担当規則」の23条2で義務づけられている．

　しかし，医療機関の休診日や，診療時間外で処方医に薬剤師からの連絡がつかない場合に，対応可能な法律やガイドラインは見当たらない．又，薬剤師でない者は販売又は授与の目的で調剤してはならないが，医師等による調剤の場合は例外扱いとすることが，患者保護に役立っているか，不明である．

　厚生労働省は2019年4月20日，「調剤業務のあり方について」（薬生総発0402第1号）を都道府県に発し，非薬剤師でも可能な業務の基本的考え方を整理した．薬剤師は，医師法17条（医師でなければ医業をなしてはならない）に抵触しない範囲で，今や，医療品関連における「対人」業務での活躍がいっそう期待されているのである．　　　　　　　　　　　　　　　　　　　　　　［川北晃司］

【参考文献】

[1]　日本薬剤師会「薬剤師行動規範・解説」2018（https://www.nichiyaku.or.jp/assets/uploads/about/kouryo20180226.pdf，2021年5月22日最終確認）
[2]　薬事衛生研究会『2020-21年版 薬事関係法規・制度 解説』薬事日報社，2020.
[3]　十万佐知子「医療と法の潮流を読む(2)医薬分業を越えて　病院―保険薬局協働の時代へ：薬剤師法の義務と疑義照会の実態」『病院』76(7)：538-543，2017.

6　世界の薬剤師倫理規定

アメリカの薬剤師倫理規定　アメリカで最初に公表された薬剤師行動規範は，1848 年の「フィラデルフィア薬剤師会倫理綱領」で，下記の 9 ケ条であった．1. 特定の医師との金銭的癒着関係の禁止，2. 医学的診断・治療行為の回避，3. 秘伝・秘薬・偽薬の忌避，4. 安売り競争の抑制，5. 処方監査の励行，6. 調剤過誤への対応，7. 医薬品品質の確保，8. 毒薬・劇薬・麻薬の安全管理，9. 薬学教育奨励．

　　1994 年改定の「アメリカ薬剤師会（APhA）による薬剤師倫理綱領」（APhA Code of Ethics for Pharmacists）が定める 8 ケ条の内容は，下記の類である．1. 患者の最善（optimum）利益への献身，2. 患者の尊厳・介護・共感・守秘，3. 患者の自己決定権，4. 正直・廉直（integrity）・反差別，5. 専門能力維持，6. 他の医療人が有する価値観と能力の尊重，7. 個人・地域・社会への責務，8. 医療資源の分配における正義．上記倫理綱領の他に APhA は，5 ケ条からなる「プロフェッショナリズムの誓い」（Pledge of Professionalism，1994 制定）及び 7 ケ条の「薬剤師の誓い」（Oath of a Pharmacist，2007 改定）についても，薬学生教育に用いることを奨励している [1]．

イギリスの薬剤師倫理規定　イギリスでの薬剤師倫理規定制定は，1939 年が最初であり，アメリカに大きく立ち遅れたが，その後は約十年間隔で改定作業を繰り返し，2017 年改定版で「パーソン」すなわち「個人」中心的な倫理規定を打ち出した．イギリスの薬事規制機関である薬事評議会（GPhC）は，薬学生，薬剤師，薬剤助手に共通な行動規範として，下記の 9 つの「スタンダード」（Standards）を示している．1. 個人中心的（person-centerd）なケアを提供する．2. 他者との仲間関係のもとで働く．3. 意思疎通を効果的に行う．4. 職能的な知識・技能を維持・発展・行使する．5. 職能的な判断力を行使する．6. 職能者にふさわしいマナーで行為する．7. 個人の秘密・プライバシーを守る．8. 懸念事項や不正状態があるときは申し立てる（speak up）．9. 指導力（leadership）を発揮する．

　　「個人中心的ケア」の意味については，前書き部分でこう記されている．「この諸規範の核心にあるのは，全ての人が一個人（an individual）として扱われるべしという原則である．[…] 人々を巻き込み，支えながら，人々が自分の健康，安全，幸福について意思決定できるようにすることである．たとえば，自分の短期又は長期の状況に対処している一個人にとり大切なことが，別の個人にとり大切だとは限らない」．

ドイツの薬剤師倫理規定　ドイツ薬剤師協会連邦連合（ABDA）は 1998 年 6 月，

FIP 薬剤師倫理綱領に基づいて「薬剤師倫理原則」を定めたが，現在のドイツ各州の薬剤師は，それを参考に州ごとの薬剤師部会が議決した「専門職規定」（Berufsordnung）のもとにある．例えば，ヘッセン州薬剤師部会は，2020 年 5 月に改定後の「専門職規定」前文（Präambel）でこう宣言している．「薬剤師は，自由業の一員であり，その働きを通じて公的な務めを果たす．一人ひとり（einzelnen）の健康に奉仕し，そうすることで（und somit），公衆全体に奉仕する．専門職規定は，職務遂行の諸原則，並びに第三者及び同業者に対する薬剤師の振る舞いを定めている．専門職規定を通じて，専門職にふさわしくない振る舞いは阻止されるべきである」．次いで下記諸項目の中で，薬剤師の義務・使命を詳細に記述している．§ 1 専門業務遂行，§ 2 守秘とデータ保護，§ 3 第三者との協力，§ 4 処方せん応需，§ 5 非常時の薬局サービス，§ 6 社会的責任，§ 7 品質確保，§ 8 医薬品リスク，§ 9 医薬品製造，§ 10 製造物責任対応，§ 11 競争手段と広告宣伝．ちなみに，薬剤師による医術（Heilkunde）の実施は，法律で認められる場合以外，§ 1 で禁止されている．

フランスの薬剤師倫理規定　「薬剤師のための義務（déontologie）コード」（2018 年改定）によれば，その第一の目的は，公衆（public）の利益を保護し，患者の利益を薬剤師の利益よりもつねに優先させることである．この「義務コード」への違反行為には懲戒もありうるとした上で，薬剤師一般に例えば次のように要求している．「薬剤師の意思決定と介入における客観性を揺るがしかねない利益相反を避ける」（R.4235-7），「薬剤師義務への違反行為を発見の場合，直接的，間接的加担を拒否し，遅滞なく当局に報告する」（R.4235-8），「部下にも医療上の守秘義務を守らせる」（R.4235-9），「部下の知識，技能，実践の維持向上にも必要なあらゆる手を打つ」（R.4235-11），「薬物濫用を唆したり，医薬品とその他の健康用品や栄養補助剤とを混同させたりしない．医学生物学実験の過度の実行に手を貸さない」（R.4235-14），「必要に応じて，自分の患者を他の有資格の医療者のところに行くよう促す」（R.4235-16），「危険の差し迫った人には誰であれ，自らの知識と能力の限界内で，応急手当を施す」（R.4235-18）など．

[川北晃司]

【参考文献】
[1]　川北晃司「米国における薬剤師倫理規範の歴史的検討」『明治薬科大学研究紀要（人文科学・社会科学）』47，pp.1-40，2018.
[2]　川北晃司「英国における薬剤師倫理規範の歴史」『明治薬科大学研究紀要（人文科学・社会科学）』48，pp.13-72，2019.
[3]　ドイツ・ヘッセン州の薬剤師倫理規定（https://www.apothekerkammer.de/pdf/20-BerufsO_April_2020.pdf，2020 年 10 月 6 日最終確認）
[4]　フランスの薬剤師倫理規定（http://www.ordre.pharmacien.fr/Nos-missions/Assurer-le-respect-des-devoirs-professionnels/Code-de-deontologie，2020 年 10 月 6 日最終確認）

7　世界の薬学教育

アメリカの薬学教育　米国の薬学教育は，2年間のプレファーマシー（Pre-Pharmacy）と，4年間のファーマシースクール（薬学部）からなる．高校卒業後にまず任意の大学で，Pre-Pharmacy Requirements と呼ばれる，化学，生物学，微分積分学，統計学，心理学，経済学，ICT 等の受験基礎科目の単位を，多くの学生は，化学系や生化学系の大学に2年程度在籍して取る．次いで，CBT による薬学部受験用試験（PCAT）を受験し，出願に臨む．PCAT スコアの他，4年制薬学部出願時には，面接・小論文テスト・推薦状審査がある．合格すると，専門薬学知識習得（4年間）と，薬学実地研修（1年間）後に，薬剤師資格試験を受け，合格後に薬剤師となり，PharmD とよばれる専門職学位が授与される．

イギリスの薬学教育　薬学部志望者は最大5つの大学（薬学部）に出願できる．その後，面接・経歴調査・試験等を経て大学から入学許可をもらう．学力以外にも，人間性や，目標に向かっていかに努力しているかという姿勢が問われる．

　大学における薬学教育課程（MPharm）が4年間，登録前実務トレーニング（Pre-Reg）が1年間，そして，薬剤師規制機関である GPhC の国家試験を受け，合格すると薬剤師として登録，働くことができる．

　MPharm は GPhC によって質保証認定を受ける必要があり，6年ごとに更新を受けるが，GPhC による認定基準には，MPharm における58項目の学習アウトカムが設定され，知識を得るだけでなく，その知識をどのように実務で使用するかを習得しなければならない．

　MPharm のカリキュラムは，スパイラル・カリキュラムの概念を組み込むよう設定しなければならず，重要な知識や概念，また基本的な技能は毎年繰り返し学習する機会がカリキュラム内で提供されている．又，MPharm では1年次から客観的臨床能力試験（OSCEs）を積極的に導入しており，学生は1年生の頃から，薬剤師としての態度やカウンセリング能力を学習する．

　GPhC によれば，Pre-Reg において指標とされるのは，やはり GPhC が定めたファーマシー・プロフェッショナルとしての9つのスタンダードであり，その中でも特に，医療安全にかかる「誠実義務」（duty of candour）を遵守することが求められる．ここで「誠実義務」とは，懸念がある場合に申し立てること，物事を間違えた場合に正直であること等を意味している．

ドイツの薬学教育　ギムナジウム終了時のアビトゥア及び大学薬学部に合格後，2年間の基礎教育及び2年間の専門教育を受け，各修了時に，それぞれ国家試験

がある．2 年次終了までの学期休みに 8 週間の研修を行う．卒業後 1 年間の実務実習を経て第 3 次国家試験がある．最低 6 カ月は地域薬局で，残りは病院又はドイツ連邦軍（Bundeswehr）の薬局，製薬企業，大学，医薬品検査機関でも実習できるが，研修・実習は，研修生・実習生個人の責任で各施設に応募する．基礎教育終了後に行われる第 1 回目の国家試験は，4 日間，筆記試験で行われ，科目は以下の 4 分野である．①一般化学，無機化学，有機化学，②製薬生物学及びヒトの生物学の基礎，③物理学，物理化学及び製剤学の基礎，④医薬品分析学の基礎．専門教育終了後に第 2 回目の国家試験が下記 5 分野で，各 20 〜 40 分の口頭試験として行われる．①薬化学，医化学，②薬の生物学，③製剤加工，生物薬学，④薬理学，毒物学，⑤臨床薬学．そして，実務実習終了後に，第 3 回目の国家試験が下記 2 分野で各 30 〜 60 分，口頭で行われる．①臨床薬剤業務，②薬剤師に関する法律分野．なお，国家試験は各 2 回までしか受けられない．

フランスの薬学教育　薬学部に入学後，最低 6 年間の教育を受けて薬剤師になる．2 年次には政府が定めた定員数があり，1 学年末の試験によって，薬学部の場合，第 2 学年進級者が 20 〜 30％前後に絞られる．第 2 学年進級者は原則，6 年間の課程修了後，学位論文の公開口述審査を経て全員に薬剤師免状が授与される．

　医学・歯学・薬学・助産学希望学生の第 1 学年では，共通の教育を受ける．例えば，平均的規模の定員をもつオーヴェルニュ大学（クレルモン・フェラン薬学部 2013 年）の第 1 学年後半では，「歴史・哲学・心理学」から 24 時間，「法律・倫理学・職業倫理」から 20 時間，「公衆衛生」30 時間の履修等が課されている．

　実務実習としては，①第 3 学年開始前に行う 6 週間の初期実習，②第 3 学年・第 4 学年で 1 〜 2 回の 1 週間連続全日応用実習，③第 5 学年の 1 年間にわたる半日病院実習，④第 6 学年に 6 ヶ月間全日行われる薬局または企業での後期実習が課されている．又，卒業後の生涯学習が義務であり，権利でもあることが，労働基準法で定められている．　　　　　　　　　　　　　　　　　［川北晃司］

【参考文献】
［1］　桐野 豊編『2019 年度保存版 世界薬学探訪記』徳島文理大学電子出版研究会，2019．
［2］　河野可奈子・町 淳二「アメリカ医療 NOW（2）米国薬学教育の現状」『ドラッグマガジン』53（6）：44-48，2010．
［3］　小林大高編『海外の薬事制度に学ぶ』医薬経済社，2018．
［4］　内藤洋子「ドイツの薬学教育」『明治薬科大学研究紀要（人文社会）』37：115-126，2007．
［5］　吉岡ゆうこ「ドイツに学ぶ完全なる医薬分業」『MIL』58：7-11，2014．
［6］　儀我久美子「フランス薬学教育の特徴」『日仏教育学年報』21：45-56，2014．

8　情報倫理と情報セキュリティ

薬剤師に求められる情報倫理　薬剤師の仕事の一つとして，医薬品情報（Drug Information, 以下 DI）業務が挙げられる．薬剤師は，厚生労働省，医薬品医療機器総合機構（PMDA），各製薬会社などより発信される DI を収集し，その信頼性や科学的妥当性を評価したうえで管理・加工し，患者や社会に向けて発信する役割を担っている．また，その役割を果たすため，医薬品情報学を学ばければならない．DI 業務や医薬品情報学の発展の背景には，サリドマイド事件において医薬品の情報管理が十分行われなかったことの反省が挙げられる．また，電子お薬手帳普及などでのスマートフォンの利用やレセプトコンピュータなど，薬剤師が使う機器も多様化している．その流れは，コロナ禍におけるオンライン診療の普及で加速していると言ってよい．改正医薬品医療機器等法（薬機法）によって，2020 年 9 月から薬剤師の義務として，服薬期間中のフォローアップ（薬剤の使用状況の把握と適切な情報提供）が盛り込まれた．今後はフォローアップのため，LINE などのアプリが使用される機会も増えてくるだろう．薬剤師には医薬品の適正な使用と患者の安全を守るリスク管理が期待される中で，これまで以上に情報倫理に関する意識の高揚が求められる．

プライバシー　医療の情報化によって，処方せん，診療録や調剤録，薬剤服用歴といった患者の個人情報から，業務上知り得た秘密まで，薬剤師には患者のプライバシーへの配慮が求められる．中でも 2015 年の改正個人情報保護法から，要配慮個人情報，すなわち調剤録や薬剤服用歴等に記載された調剤情報，調剤の過程で知り得た患者の診療情報，障害の事実などは，その取得や第三者提供には本人の同意が原則必要となる．また，診療録に患者の家族に関する情報が記載されている場合，薬剤師は患者家族の個人情報も保有していることに注意したい．加えて，薬剤師には他の医療者と同様，業務上知り得た秘密に関して守秘義務が課せられる（刑法第 134 条第 1 項）．

　薬剤師による服薬指導では，他の人にまで聞こえないように声量や周囲に注意する必要がある（これはスピーチ・プライバシーと呼ばれる）．アプリなどによる服薬期間中のフォローアップにおいても，患者との会話記録が外部へ流出しないように管理する必要がある．

　2015 年の改正個人情報保護法から，個人識別符号（DNA や声紋など身体の一部の特徴を電子計算機のために変換したもの）も個人情報に該当することになった．ゲノムデータも一定以上の情報量をもつ場合，個人識別符号となり個人情報となる．こうした変化を受けて今後のゲノム創薬においては，新たなプライ

バシー配慮の形が求められるだろう.

知的財産権　DI は知的財産となりうる. そこで, 新しい医薬品（新薬）の開発にとって特許をはじめとした知的財産権は不可欠である. 新規有効物質や用途, 製造法や製剤処方など研究成果を知的財産として保護する必要がある. だが, 知的財産権が途上国で医薬品を製造できない事態を招いてきた. HIV/AIDS 薬の特許問題がよく知られる. これは「知財の正義」に関する問題である. また, 有効物質の製造法（ノウハウ）は特許出願を行わずとも秘匿することで保護される知的財産であり, 不正競争防止法では営業秘密に該当する. ノウハウに関しては, その流出だけでなく, 他の機関から移転してきた製造関係者がノウハウを暴露してしまうコンタミネーションにも注意する必要がある.

情報セキュリティ　薬剤師は患者の病歴や薬歴などの多くの個人情報のように重要な情報を扱うため, 情報セキュリティの対策を講じる必要がある. 情報セキュリティを確保するためには, 機密性, インテグリティ, 可用性の三つの視点から対策を講じなければならない. 機密性とは, 必要な情報が, 必要な時にだけ必要な場所のみからアクセスできる状態にあることである. 個人情報や機密情報の漏洩, 情報の不正利用やハッキングは, 機密性が確保できていない事例である. インテグリティとは, 電子カルテなどにおいて情報システムにも, それに入力された情報にも誤りがないことを指す. 情報システムの不具合や入力ミスは, インテグリティが確保できていない際に起こる事例である. 可用性とは, 情報システムを利用したい時に利用できることである. ネットワーク障害やソフトウェアの不具合は, 可用性が確保できていない事例である. 薬剤師はこれらの視点からリスクを評価し, 情報セキュリティポリシーの策定などの対策を実施しなければならない. ただし, 高度なセキュリティ対策を求めすぎてしまうと, 実施が困難になりセキュリティレベルが下がるという「情報セキュリティのジレンマ」が知られる. セキュリティソフトを導入するなど自動化できる部分は自動化し, 実施しやすいセキュリティ対策から始める必要がある.

患者が入手する情報の問題　患者も氾濫する情報に悩まされていることは看過すべきではない. 患者は, 医師から自分の病状や健康状態に関して説明を受ける. これはリスボン宣言で明記された患者の「情報に対する権利」である. 患者はまた, 薬剤師から処方された薬剤に関する説明や服用指導を受ける. それだけでない. インターネットなどを利用して患者自身で, 様々な情報をかき集め, 時には怪しげな情報や病院の評判まで知ろうとする. なぜ患者側がこうした情報収集を行うのか. それは, 単に自身で医学的判断を行うためでなく, 薬剤師や他の医療者と十分な対話をしたいがためでもある. また, 患者は入手した情報に苦しめられることも多い. 特に, 患者の病状や健康状態に関する客観的なデータが自らの身体感覚と合致しない時がそうである. 医療の情報化の中で, 薬剤師の目の前に立つのは, 患者の情報でなく, 生身の体をもった患者であることを忘れてはならない.　　　　［杉本俊介］

9　レギュラトリーサイエンス

定義と来歴　レギュラトリーサイエンス（regulatory science；以下 RS と略称）は当初「我々の身の回りの物質や現象について，その成因と実態と影響とをより的確に知るための方法を編み出す科学であり，次いでその成果を使ってそれぞれの有効性（メリット）と安全性（デメリット）を予測・評価し，行政を通じて国民の健康に資する科学である」と定義された[1]．また国立衛生試験所（現在の国立医薬品食品衛生研究所）所長の内山充が 1970 年代にこの新たな科学を世界に先駆けて提唱したとされるが，北米でも同時期に類似した議論がなされており，概念使用の厳密な優先順位や影響関係は微妙な問題である[2]．いずれにせよ内山の確信に満ちた主張と長年に及ぶ啓発活動の甲斐あって，RS は日本学術会議「第 4 期科学技術基本計画」（2011）で「科学技術の成果を人と社会に役立てることを目的に，根拠に基づく的確な予測，評価，判断を行い，科学技術の成果を人と社会との調和の上で最も望ましい姿に調整するための科学」として，国家的な取り組みに位置づけられた．それを承けて，薬学教育上でも RS の重要性が広く認知されるようになり，「薬学教育モデル・コアカリキュラム—平成 25 年度改訂版」（2013）にも「レギュラトリーサイエンスの必要性と意義について説明できる．」という項目が盛り込まれるに至った．

価値の観点—バイオエシックスとの共通性　内山は当初，従来の基礎科学と応用科学に対して第 3 の「評価科学」として RS を構想したという[3]．そうした発想は，遡って V. R. ポッターの「バイオエシックス」発案を連想させる．両者に共通する発想は，本来であれば厳密な「事実」の探求に携わるべき科学に，社会的な意義という「価値」の観点を取り入れた点である．また，米国の研究倫理を方向づけた「ベルモントレポート」が「リスク・ベネフィット評価」を重視した事情も，想起されてよい．ただし，ポッターの場合は「人類の生存」をめぐる環境論的な危機意識を背景としたが，内山の場合は科学技術の成果を最も適切な形で社会と調和させるという使命感や実用的な志向が色濃く現れている．なお，北米の科学論では（通常の科学では対応できない価値判断に関わる）「トランス・サイエンス」などの科学批判が論じられた．他方で，内山が主唱した RS は今日の「トランスレーショナルリサーチ」を先取りしている．それはきわめて現実的な発想に貫かれており，先見の明があったと言えよう．

薬学の使命—医薬品の品質保証と適正使用　薬学分野の研究開発や薬剤師の実務に即して，RS の具体像を描いてみよう．その場合，医薬品の研究開発について

は「品質保証」が，薬剤師の実務については薬の「適正使用」が，すぐさま問題となる．つまり薬学人の「対物業務」と「対人業務」の両面で RS が求められているのである．もちろんこの2分法は形式的で便宜的な区別にすぎず，両方の業務は密接不可分であろう．そこに薬学の総合性や包括性があり，同時にその難しさと面白さ，そして何よりも「社会的な責任の重さ」がある．

産学官の連携強化と実践的な総合知の追究　医学薬学分野はで大学（学界）と行政（官界）と民間（産業界）の3者が相互に深く関わっている．そうした産学官の連携に基づいて医薬品の研究開発と臨床応用が推進され，国民や人類の福祉向上を目指す活動が展開されている．わが国の RS については，内山充という個人の努力が大きかったにせよ，まずは行政（内山の所属機関）の主導により道が拓かれ，次第に民間と大学へと RS の理念が浸透してきた．雄飛の転機となったのが上述の「第4期科学技術基本計画」であり，RS は絶頂期を迎えた．というのも，次の「第5期科学技術基本計画」（2016）には RS が盛り込まれていないからである．だが，そこでは「社会における科学技術の利用促進の観点から〔…〕規制等の策定・実施において科学的根拠に基づき的確な予測，評価，判断を行う科学に関する研究」（第6章 科学技術イノベーションと社会との関係深化　(1)の④）が謳われている．そうした総合的な実践知の実現（社会実装），および RS のグローバル・スタンダードの確立が，日本の RS に託された使命であろう．

RS に不可欠な二重の「インテグリティ」　国内外の大手製薬企業が近年，企業理念に「インテグリティ」を掲げている（例えば BMS「インテグリティの原則」や「タケダイズム」など）．英語の "integrity" は一般に「誠実さ」や「公正」と翻訳されるので，薬学人として（専門的な知識と技能だけでなく）「誠実さを肝に銘じる」というメッセージであろう．だが，英語の "integrity" には「統合性」や「全一性」という抽象的な意味もある．個々人の心に統合性があれば誠実さが期待できるが，産学官のいずれも，組織内に統合性があって「自己規制 self-regulation」が適切に働けば，社会の信頼を裏切る行為はできまい．倫理学や組織論に裏打ちされた「インテグリティ」に深く思いを致すことによって，RS がさらに深化することを期待したい．　　　　　　　　　　　　　　　　　　［宮島光志］

【参考文献】
［1］　日本薬学会「レギュラトリーサイエンス部会設立趣意書」（http://www.nihs.go.jp/dec/rs/sewaninkai/syuisyo.pdf，最終閲覧日 2021 年 5 月 19 日）
［2］　齊尾武郎・栗原千絵子「レギュラトリーサイエンス・ウォーズ—概念の混乱と科学論者の迷走」『臨床評価』38(1)：177-188，2010.
［3］　武立啓子「我が国の薬剤師生涯学習の歩みについて—内山 充先生を偲んで」『薬史学雑誌』55(1)：38-53，2020.
［4］　新見伸吾，白神 誠「Symposium Review：薬学におけるレギュラトリーサイエンス教育の提言」『薬学雑誌』137(4)：421-457，2017.

基本事項・コアカリ演習②

医療と薬学の歴史　①ヒポクラテス医学（四体液説，ヒポクラテスの誓い），ガレノス医学，②近代医学・薬学：ヴェサリウス『人体の構造』，ハーヴェー『血液循環の原理』，ジェンナーの種痘法，エフェドリン抽出（長井長義），狂犬病ワクチン開発（パスツール），炭疽菌・結核菌・コレラ菌の発見（コッホ），血清療法（ベーリングのジフテリア菌，北里柴三郎の破傷風菌），サルバルサンの発見（エールリヒ，秦佐八郎），ペニシリンの発見（フレミング），ストレプトマイシンの開発（ワクスマン），③ポストゲノム時代：ゲノム創薬とテーラーメイド医療

医薬分業　①1231年皇帝フリードリッヒ 2 世による「薬剤師職能の大憲章」（1240「サレルノ勅令で改正」）で医薬分業の宣言，②ファーマシューティカルケアによる薬物療法への参加

法令の構成と薬剤師関連法規　①憲法・法律・政令・省令・告示・通達・条例・条約，薬剤師関連法規（憲法第 13 条・第 25 条，刑法第 134 条［秘密漏示］・第 211 条［業務上過失致死］，薬剤師法，医療法，薬機法，省令 GCP・GLP・GMP，健康保険法，介護保険法，製造物責任法，個人情報保護法など）

情報倫理　①薬剤師による医薬品情報の管理，個人情報保護法による患者のプライバシーの配慮，医薬品情報の知的財産権，情報セキュリティ対策（機密性・インテグリティ・可用性）

レギュラトリーサイエンス　①薬学分野：医薬品・食品・医療機器・化粧品等の品質・有効性・安全性確保のための科学的方策研究，安全性評価法の開発，実際の規制のためのデータの作成と評価，行政を通しての国民の健康維持と促進

【演習 1】　近代薬学に関連しないものはどれか．
  1．血清療法　　2．ハーヴェー　　3．フレミング　　4．ガレノス
  5．ワクチン

【演習 2】　医薬分業についての次の記述のうち，適切でないものはどれか．
  1．薬剤師は処方せんに疑義があれば交付した医師に照会する必要がある．
  2．薬剤師は薬歴の一元管理によって重複投与のチェックができる．
  3．処方せんによる調剤は交付した医師指定の薬局でおこなわれる．
  4．薬剤師は調剤した薬剤の適正使用に必要な情報を提供する必要がある．
  5．医師は薬剤の必要な患者に処方せんを交付する必要がある．

［松島哲久］

第2章

人権と患者の権利

　もし患者が自己の病に関してまったくの無知であるとしたら，患者は医師に最善を尽くして治療にあたって欲しいと要望するしかないかもしれない．そのとき最善を尽くして治療に専念することが医師の義務となる．いったん病気となり治療を望む立場になったとたん，患者の方でも自分で治療方法を決定する権利を放棄して，自己の生命を医師に預けて怪しまない．医師中心の医療は医療者，患者の双方から望まれて維持されてきたのである．そこでは「ヒポクラテスの誓い」に代表されるように，医師の善意が倫理として期待されていた．しかし薬剤師によって管理監督されなければ，医師が暴利をむさぼったり，さらには薬物による殺人を犯すことさえ十分に防ぐことができなかったことは医薬分業の歴史からも見て取ることができる．医師を頂点として最下層に患者を置く医療システムは解体される必要があった．いったん医療システムのなかに患者として入ってしまえば，人間としての権利を剥奪されてしまうというのがパターナリズムの医療であった．目指されるべきは市民社会へと開いた医療システムである．そのなかでは患者は人間としての権利を保持し，患者の権利としてその権利を行使できなければならない．

[松島哲久]

1 医師のパターナリズムから患者の自己決定権へ

　患者が医師に診てもらう場合，医師は有能で対応が速い方が良い．そのために
は，医師が専門的な知識を持ちすべてを自分で決めて対処してくれる方が効率は
いいだろう．医学の知識が専門化し技術が複雑化すればするほど，患者による判
断は困難になるので，その傾向は強くなる．医療の専門家と非専門家というこの
非対称的関係に，「おまかせ医療」が当然のこととして成立する素地がある．

　こうした関係では医師側がほぼすべてを決めるとはいえ，もちろん好きにして
いいわけではなく，患者の「最善の利益」の考慮が建前になっている．患者の利
益を考えて医師が治療法などを一方的に決めてしまうことを，「パターナリズム
（paternalism）」という．paternalism は，ラテン語で「父」を意味する pater
に由来し，「父親的温情主義」などと訳される．父にあたる保護者が何も知らな
い子のためにすべてを決めてやるという思想で，保護者と被保護者の関係は，決
める者と決められる者という関係も意味する．一般的には，相手の利益を考慮し
て強制的に介入・決定する考え方をいう．通常否定的に捉えられるが，この発想
は社会で頻繁に目にする．相手のことを思っての情報操作（例えば，癌であるこ
とを患者本人ではなく家族に伝えること）や，法的制度（ヘルメット着用の義務
づけ）など多くの文脈で用いられており，正当化されもする．医療の専門家と非
専門家の関係においても，パターナリズムは古来正当化されてきた．

ヒポクラテスの誓い　病を治す者が初めて「医師」という専門的な職能者になっ
たのは，通説では古代ギリシアのヒポクラテスである．ヒポクラテスは病を自然
現象と捉え，いわば科学的アプローチを用い，西洋医学の基礎を築いた「医学の
父」と称される．さらに，その名を冠した「ヒポクラテスの誓い」は医師として
の倫理上の心得を説き，「医の倫理」として現代まで大きな影響を持った．例えば，
「誓い」の一節は，医療の目的が患者を癒すことにあり，危害や不正はなすべき
ではないという考えを表現し，それは現代の「無危害原則」に生きている．さら
に，安楽死や人工妊娠中絶の否定，守秘義務とも取れる項目がある．世界医師会
「ジュネーブ宣言」（1948）は，この「誓い」を現代的な形で表したものとされる．

患者の自己決定権　このパターナリズムの傾向は，現代になって医師が高度な専
門家集団になるにつれて際立っていく．近代的な「医療倫理」も作られたが，そ
れは長い間，医師による医師のための倫理規範であった．「米国医師会倫理綱領」
（1847）でも「ジュネーブ宣言」でも，患者の権利は謳われていない．患者は自
分に自己決定権があるとは思わず，パターナリズムに基づく医療を当然視してい

た．変化が起きたのは 1 世紀ほど前であった．19 世紀末から，幾つかの国で患者の権利に関係する訴訟や事件が起こった．ドイツでは 1894 年に，医師の治療権限に対し患者の同意を重要視する判決が出た．20 世紀に入ると 1947 年に，ナチスドイツの非人道的行為への反省を踏まえ，被験者としての患者の権利保護を旨とする「ニュルンベルク綱領」が出された．さらに，米国では幾つかの医療過誤訴訟を通して治療を受ける患者の自己決定権が重要視されていった．

1914 年のシュレンドルフ判決では，医学的に見て有益な手術であっても患者の同意なしに手術する医師は損害賠償の責任を負うとされた．58 年のサルゴ判決では，医師は患者が同意をするのに必要な情報を提供しなければならないとされた．これらは患者の自己決定に基づくインフォームド・コンセント概念を確立するのに大いに貢献した．こうした動きを，様々な社会運動，例えば 50 年代後半から起きた公民権運動，60，70 年代の女性解放運動が後押しした．特に，20 世紀初頭に起こり 60 年代後半に社会的広がりを見た消費者主義の影響は医療の現場にもおよび，医師側は医療サービスの提供者，患者側は医療の消費者とみなされることになる．それは患者も権利を持つ人格であるという考えを推し進めた．70 年には，全米福祉権団体という消費者団体が米国で最初の「患者の権利」に関する声明を起草した．この動きは医療界での改革に繋がる．73 年に，米国病院協会が「患者の権利章典」を公表し，従来のパターナリズム的な医療に代わる患者の自己決定中心の医療を提案する．やがて，「自己決定権」は医療倫理の文脈で，治療への同意や安楽死など重要な問題において患者の諸権利の一部として強調され，患者重視の医療の中心概念とされるようになっていった．

これは世界的な流れを作っていく．世界医師会は 81 年，「患者の権利についての世界医師会のリスボン宣言」を採択した．序文で，医師は「常に患者の最善の利益のために行動すべきであると同時に，患者の自己決定と正義を保障するためにも，それと同等の努力を払わねばならない」と謳い，「自己決定権」を含む患者の権利を支援するとされた．リスボン宣言を受けて，WHO ヨーロッパ会議は 94 年に「ヨーロッパにおける患者の権利の促進に関する宣言」を採択した．

課題 確立したかのように見える患者の自己決定権だが，課題は多い．まず，臨床の場面で多くの障害に直面する．患者に関して，許容できる判断能力の基準は何か，家族に配慮する決定をどうみなすか，患者の価値観をどこまで尊重するかなど．医師の観点で見ても，患者の自己決定尊重については葛藤がある．日本医師会はリスボン宣言を踏まえた形で『医師の職業倫理指針』（2004）を策定したが，リスボン宣言の「患者の権利」尊重よりも医師の「患者に対する責務」の視点の方が色濃く，現場の苦悩が読み取れなくもない．医師-患者という知識の面でも対等にはなり得ない関係では，ある種のパターナリズムは避けられないのではないかという意見もあり，自己決定権をどう位置づけるかという課題は残されたままである．　　［石田安実］

2 インフォームド・コンセントと守秘義務の法的根拠

　古代ギリシアのヒポクラテスの名を冠した「ヒポクラテスの誓い」は，現代の医療倫理の観点からみると，相反する2つの重要な考えを含んでいたといえる．1つは医師が患者の利益を考えて治療法などを決めてしまうパターナリズムであり，もう1つは守秘義務である．

　「ヒポクラテスの誓い」以来，医療はパターナリズムをよしとしてきた．現代になり，1948年に世界医師会が採択した「ジュネーブ宣言」も，この「誓い」を現代的な表現にしたものと言われる．それが変わり始めたのは，20世紀に入った頃，幾つかの非人道的な事件があったためである．たとえば，第二次大戦中，ナチスドイツの人体実験などのような被験者への残虐行為が行われ，その歴史への深い反省をふまえ，1947年には被験者の権利保護をむねとする「ニュルンベルク綱領」が出された．そうした経緯で，医療研究や治療の場面での患者の「人格」や「権利」というものが考慮され始め，「患者の自律的な意思を尊重せよ」という自律尊重の原則も芽生えていった．この自律尊重原則に呼応する形で，患者の「自己決定権」も強調されていく．この場合の自己決定権とは，正常な判断能力を有する者には自分の体に対する処置について自ら決定できる権利があるということを意味する．医師−患者関係は，それまでのパターナリズム的医療から「患者の権利」に着目した再編成がなされていく．

IC の法的根拠　その自己決定権を認める動きは「インフォームド・コンセント（以下 IC）」の概念に結実していく．IC は臨床医療と医学研究の両方で確立されたが，以下では説明を臨床に限定する．IC とは，治療に際し医師が患者に病状・治療方法・代替治療・リスク・予後等に関する情報を与え，それを理解した患者から自発的同意を得る手続きを指す．構成要素としては，①患者の判断能力，②与えられる適切な情報・説明，③患者の正確な理解，④患者の自発的な同意・承諾が含まれる．したがって，IC は患者が「自己決定」できるという前提で成立する．

　IC という用語が初めて使われたのは，米国カリフォルニア控訴裁判所における 1957 年のサルゴ判決であった．この判決では，患者の大動脈への造影剤注入によって誤って下半身を麻痺させた医療行為について，医師は患者から医療行為への単なる同意ではなく，生じうるリスクなど十分な情報を開示した上での同意を得なければ妥当ではないという理論が述べられた．つまり IC は裁判基準の法理として生まれ，その後に続いた医療過誤裁判で新しい法理が加えられていった．そうした経緯を反映し，IC は法的には，患者の自己決定権を前提として過

誤が証明できなくても医師の民事上の責任を追及するためにあり，医療従事者が医療行為を行う前に患者から IC を得ないで医療行為を行えば，行った行為に過誤がなくてもその医療従事者は損害賠償責任を課され得ることを意味する．したがって，IC は「患者の権利」と「医師の義務」という2つの側面を持つ．

　日本の法体系内でも，IC は「自己決定権の保障」と「医師の説明義務」の2側面で捉えられ得る．前者の法的根拠は，日本国憲法で保障されている基本的人権，具体的には「個人の尊重，生命，自由，幸福追求に対する権利の尊重」（第13条），「苦役からの自由」（第18条）「思想，信条の自由」（第19条）「信教の自由」（第20条）等から来るものとされる．「医療法」（2007改正）第1条の4第2項には「医師，歯科医師，薬剤師，看護師その他の医療の担い手は，医療を提供するに当たり，適切な説明を行い，医療を受ける者の理解を得るよう努めなければならない」という記載があり，これが日本の IC を法制化したものとする考えがあるが，この条文は医師の説明と患者の「理解」だけを言い患者の「同意」については言及しないので，IC を表現していないという指摘もある．

守秘義務の法的根拠　　現代の医師−患者関係の要となる IC を支える「医師の義務」には，診療の義務，説明の義務，守秘義務等が含まれる．「説明」には本来，患者が選べる治療上の選択肢や治療を比較検討できるように各治療の目的・内容・効果およびリスク等が含まれるべきだとされる．「守秘義務」とは，医師−患者関係において知り得た患者に関する情報は他に漏洩してはならないという義務である．患者から得られた情報が漏洩されることがあってはならないというのは，医師−患者間の信頼成立の倫理的基盤であり，古くは「ヒポクラテスの誓い」にその原型を見ることができる．この義務は「ジュネーブ宣言」においても謳われ，1949年採択の「医の国際倫理綱領」（2006修正版）にも述べられている．

　この倫理的考えは法律にも取り込まれている．日本において守秘義務違反について法律で定めているのは，刑法134条（秘密漏示）第1項「医師，薬剤師，医薬品販売業者，助産師，……の職にあった者が，正当な理由がないのに，その業務上取り扱ったことについて知り得た人の秘密を漏らしたときは，6カ月以下の懲役又は10万円以下の罰金に処する」という規定である．ここで「秘密」とは患者の主観だけで決まるわけではなく，他人に知られないことが客観的にみて本人の利益と認められるものとされる．また，「正当な理由」とされるのは，①結核予防法に基づき保健所長に届け出る場合等，法令に基づく場合，②第三者の利益を保護するために秘密を開示する場合（ただし開示の必要性と損益の利益考量に基づく），③本人の承諾がある場合等である．守秘義務の要請は，近年になって例外を認める傾向にある．たとえば世界医師会は，「医の国際倫理綱領」（2006修正版）における守秘義務について，患者が同意した場合や，患者や他の者に対して危害が及ぶ恐れがある場合を挙げる．　　　　　　　　［石田安実］

3 患者の基本的権利の確立の歴史とリスボン宣言

　病から逃れたいというのは人間の根本的願いであり，それを治す「医」の行為が職業化されたのはヒポクラテス以来の長い歴史を持つ．そこでの「医の倫理」とは長く，治療者側が治療に関する意思決定を患者の代わりに行うパターナリズムに基づくものだった．パターナリズムは医療を円滑に行う上で有効なこともあるが，医師が患者に対して独善的な医療を実施する傾向を排除できない．それは医療が高度化されても変わらなかった．ただ，この傾向は19世紀の終わりには，例えばドイツで変化する兆しが見えてはいた．しかし20世紀に入ると，ナチスドイツの人体実験のような，医師による被験者への非人道的行為が行われた．

　そうした負の歴史への深い反省を踏まえ，1947年には「ニュルンベルク綱領」が出されたが，それは治療を受ける者としての患者の権利を趣旨としてはいなかった．また，1946年に「WHO憲章」，1948年に世界医師会「ジュネーブ宣言」が出されたが，前者は健康権が万人の基本的権利であると唱えた点で患者の権利擁護を先取りしていたとはいえ，まだ「患者の権利」を明確に打ち出していなかった．後者は，患者の権利や意思決定の尊重は謳われておらず，基本的には伝統的な「医の倫理」を継承していた．「患者の権利」をより積極的に確立するためには，その後の米国での展開を待つ必要があった．ここで注意すべきは，「患者の権利」とは「医療行為における患者の権利」を指すことである．

米国における患者の権利　背景として無視できないのは，米国においては「患者の権利」は人権を求める運動の延長線上にあったことである．それは公民権運動として展開していった．1950年代後半から活発となった黒人の基本的人権を要求する公民権運動は60年代に入ってキング牧師の指導のもとで広がりを見せ，64年の公民権法成立で一定の成果を見るが，黒人差別はなお続いた．差別への抗議運動は60年代後半のベトナム戦争反対運動を巻き込みながら，人権を求めるより広い運動へと拡張していく．68年には黒人差別に対抗するブラック・パワー運動が表面化し，70年代には女性解放運動が高まった．こうして，さまざまな社会階層や集団で人間の権利を求める運動が展開されたのである（ただし，本稿を書いている2020年現在，「患者の権利」が確立を見ても，Black Lives Matterが叫ばれているのは皮肉なことである）．一方で，米国では様々な医療過誤訴訟を通して，治療を受ける際の患者の権利が強調されていく．例えば，侵襲性の高い医療行為について医師は患者が同意をするのに必要な情報を提供しなければならないとしたサルゴ判決（1958）や，それをさらに拡充して，患者には

治療内容やリスクのみならず代替治療法も知る権利があるとしたネイタンソン判決（1960）などがあるが，これらは IC の概念が確立するのに大いに貢献した．また，不正な商品から消費者を保護しようとする消費者運動の視点から「患者の権利」が主張されたことも，無視できない．1970 年には，全米福祉権団体という消費者運動団体が米国で最初の「患者の権利」に関する声明を起草した．

　この流れを受けて，1972 年にボストンのベス・イスラエル病院が医療施設としては最初の患者の権利宣言である「患者としてのあなたの権利」を策定した．翌 73 年には，米国病院協会 が「患者の権利章典」を公表し，「権利章典」と呼ばれる米国憲法の人権規定を踏まえ，従来のパターナリズム的な医療に代る患者の自己決定中心の医療を提案する．内容は，丁寧なケアを受ける権利，診断・治療・予後に関するすべての情報を得る権利，治療を拒否する権利などである．「権利章典」は 92 年に大幅に改訂され，事前指示の権利や患者の治療への参加の責任などが追加された．またそれ以降，多くの州法にも取り入れられた．

リスボン宣言　世界医師会は 1981 年，リスボンで開催した総会で「患者の権利に関する世界医師会のリスボン宣言」を採択した．これは，米国などでの患者の権利確立の流れを受けて，「患者の権利」の観点から医療従事者の倫理規範を体系的・包括的に明確化したものである．1995 年にバリ島で開催された第 47 回総会での修正，2005 年にサンティアゴの第 171 回総会での編集上の修正を経て，今日に至る．その序文は，前半で「医師は常に，自らの良心に従い，患者の最善の利益のために行動すべきであり，同時に患者の自律と正義を保障するためにはそれと同等の努力が払われねばならない」とした上で，後半では，次に掲げる「患者の諸権利」を，医療従事者および医療組織は，「認識し，擁護していくうえで共同の責任を担う」と謳う．前半は伝統的な医の倫理の継承を思わせるが，後半で「患者の権利を保障する」ための手段を明示したことに歴史的意義がある．

　それに続く 11 の「原則」は「患者の権利」として，良質の医療を受ける権利，選択の自由の権利，自己決定の権利，情報に対する権利，秘密保持に対する権利，尊厳に対する権利，宗教的支援に対する権利などを含む．医師 − 患者関係における様々な重要事項，たとえば IC における情報提供のあり方や患者の判断能力の問題，パターナリズムの限界なども説明される．いずれも医師は医療行為の主体ではなく，患者が自律に基づく権利を行使できるよう支援する存在とされた．また，リスボン宣言は医師の宣言であるが，薬剤師も学ぶものとされる．

影響　リスボン宣言を受け，WHO ヨーロッパ会議は 1994 年に「ヨーロッパにおける患者の権利の促進に関する宣言」を採択した．日本でも，日弁連が「患者の権利の確立に関する宣言」（1992）を出し，さらには，「患者の権利」などを独自に策定している病院も多い．日本医師会もリスボン宣言を踏まえた形で『医師の職業倫理指針』（2004）を策定した（08，11 年の改訂を経て，現在に至る）．　　［石田安実］

4　患者の権利章典から「患者のケアにおけるパートナーシップ」へ

患者の権利章典（1973）の背景　現在，患者の権利章典と呼ばれるものは様々あるが，最初に「権利章典」（Bill of Rights）という言葉を用いて入院患者の権利について定めたのはアメリカ病院協会（AHA）である．1960年代のアメリカは社会のいたる所で権限の平準化が求められた時代であり，医師−患者関係もその例外ではなく，医療サービスの消費者として適切な治療と配慮とを受けることが患者の権利として要求されるようになった．また，医療裁判において，患者からインフォームド・コンセントを取得することが医師に義務づけられるようになった．AHAはこのような社会的背景のもとで1973年に患者の権利章典（A Patient's Bill of Rights）に関する声明を出し，その冒頭で患者の権利章典を定めるにいたった理由として，患者の権利の尊重が患者に対する有効なケアに資すると期待されるとした上で，「適切な医療の提供には医師−患者間の人間的な関係が不可欠であると認識されている．また医療が病院という組織のなかで実施されるようになって医師−患者関係は新たな様相を帯びるようになった．さらに病院自体もまた患者に対して責任を負うことが判例によって確立された」ことを挙げている．

患者の権利章典（1973）とその影響　AHAは入院患者の権利として次のような12項目を挙げている．1. 思いやりのある丁重なケアを受ける権利，2. 診療に関する完全な現在の情報を得る権利，3. インフォームド・コンセントに必要な情報を得る権利，4. 治療を拒否する権利，5. プライバシーに対する権利，6. 診療情報を秘匿してもらう権利，7. 要求に対して適切に対応してもらう権利，8. 他の病院の情報を得る権利，9. 研究参加を拒否する権利，10. 継続的に医療を受ける権利，11. 医療費の請求について調査し説明を求める権利，12. 院内規則について知る権利．

　1970年代後半になると，アメリカの多くの州で患者の権利が立法化され，また日本を含めて世界の多くの国々で（とくに医学・医療の専門領域で）同様の宣言等が出された．また1981年には世界医師会がリスボンで開催された総会において，患者の権利に関する宣言を採択した．

患者の権利章典の改訂　1973年からおよそ20年を経て，AHAは患者の権利章典の改訂版（1992）を出した．細かなものも含めれば様々な改訂が行われたが，主な改訂点を挙げれば以下のとおりである．①第2項の「病状等を患者に知らせることが医学的に望ましくない場合は，患者以外の適切な人に知らせるべきで

ある」という箇所が削除された．②第4項にあった治療を拒否する権利は第3項に組み込まれ，代わりに，事前指示書を作成する権利が加えられた．③第6項において，法による定めがある場合には診療情報が秘匿されないことが追加された．④もとの第12項にあった院内規則について知る権利が削除されて第7項以降が繰り下げられ，新たに第7項として診療記録を閲覧する権利がつけ加えられた．⑤要求に対して適切に対応してもらう権利について，「適切で医学的な適応がある」場合に限るという条件が付加された．⑥患者が意思決定能力を欠くなどの場合，患者の権利は代理決定者によって行使されることが注において明記された．

　しかし，何よりも大きな変化は改訂版の冒頭に「有効な医療には，患者，医師および他の医療従事者の協同が必要である」と述べられて，患者と医療従事者との協同が強調されていることである．そのために，改訂版の患者の権利章典では患者の権利だけでなく，患者の責任についても定められている．患者の責任として挙げられているのは，病歴，入院歴，薬の服用歴，その他健康状態に関わる情報の提供や院内規則の遵守等である．

患者のケアにおけるパートナーシップ　1992年の改訂からおよそ10年後の2001年，AHAは患者の権利章典に代わるものとして「患者のケアにおけるパートナーシップ：期待，権利および責任」（The Patient Care Partnership: Understanding Expectations, Rights and Responsibilities）を出した．これは，患者（および家族）中心の医療という観点から，患者の権利と責任を，良質のケア，清潔で安全な環境，ケアへの関与，プライバシーの保護，退院時の支援，支払時の支援に分けて，誰にでもわかる平易な言葉で書き改めたものである．アメリカで権利章典と言えば，憲法の人権保障規定を指し，患者の権利章典はそれに倣ったものであって，法律のような文体で書かれていたために，一読してすらすらと頭に入るようには書かれていなかった．患者の権利は患者に周知され理解されて初めて意味があるのだから，表現の平易化はまさに患者の権利に対する尊重のあらわれであるということができる（現在のAHAのWebサイトには，「患者のケアにおけるパートナーシップ」のアラビア語，中国語，ロシア語，スペイン語，タガログ語，ベトナム語の翻訳も掲載されている）．なお，医療安全の確保が患者の権利に加えられたのは，1999年に全米科学アカデミーの医学研究所が『人は誰でも間違える―より安全な医療システムを目指して』を公刊し，医療安全の確保が医療の重要な課題になったためである．　　　　　　　［樫　則章］

【参考文献】

[1]　AHA, The Patient Care Partnership: Understanding Expectations, Rights and Responsibilities（https://www.aha.org/system/files/2018-01/aha-patient-care-partnership.pdf，最終閲覧日2021年5月18日）

5 患者の権利に関する世界宣言(1)：WHO憲章・世界人権宣言・国際人権規約

　本項及び次項では，患者を「潜在的な患者」（医療を利用する可能性のある者）も含めた広い意味で用いることにする．

WHO憲章　「WHO憲章」（WHO Constitution）——正確には，「世界保健機関憲章」（Constitution of the World Health Organization）——は，国際連合（1945年10月24日設立．以下，国連という）の専門機関である世界保健機関（WHO）の設置目的，役割，組織および運営ならびに加盟国の責務等について定めた，前文と19章82項から構成される条約文書である（1948年4月7日に発効）．

　前文の冒頭では「この憲章の当事国は，国連憲章に従い，次の諸原則がすべての国の人々の幸福，円満な関係及び安全の基礎であることを宣言する」と述べられ，以下の9原則が掲げられている．

　「健康とは，完全な肉体的，精神的及び社会的福祉の状態であり，単に疾病又は病弱の存在しないことではない．

　到達しうる最高基準の健康を享有することは，人種，宗教，政治的信念又は経済的若しくは社会的条件の差別なしに万人の有する基本的権利の一である．

　すべての人民の健康は，平和と安全を達成する基礎であり，個人と国家の完全な協力に依存する．

　ある国が健康の増進と保護を達成することは，すべての国に対して価値を有する．

　健康の増進と疾病特に伝染病の抑制が諸国間において不均等に発達することは，共通の危険である．

　児童の健全な発育は，基本的重要性を有し，変化する全般的環境の中で調和して生活する能力は，このような発育に欠くことができないものである．

　医学的及び心理学的知識並びにこれに関係のある知識の恩恵をすべての人民に及ぼすことは，健康の完全な達成のために欠くことができないものである．

　公衆が精通した意見を持ち且つ積極的に協力することは，人民の健康を向上する上に最も重要である．

　各国政府は，自国民の健康に関して責任を有し，この責任は，充分な保健的及び社会的措置を執ることによつてのみ果すことができる」（外務省HP「世界保健機関憲章（全文）」より抜粋）．

　「WHO憲章」前文の健康の定義に対しては，①完全に良好な状態は到達不可能である，②社会的に良好な状態までもが健康の構成要素であるなら，人々の社

会生活全般の評価や改善が医療の専門家に委ねられることになる，といった批判もある．しかし，健康に関するこの定義は医学的定義ではなく，理想としての健康の定義であって，万人の有する基本的権利，すなわち人権として，自国民の一人ひとりが可能な限り身体的，精神的及び社会的に完全に良好な状態に到達しうるような条件を各国政府が創出するよう努めなければならないという観点から定義された健康の定義である．

世界人権宣言　「世界人権宣言」（The Universal Declaration of Human Rights）は，20 世紀前半の二度に及ぶ世界大戦の反省の上に「基本的人権と人間の尊厳及び価値と男女及び大小各国の同権に関する信念」（国連憲章前文）の下に設立された国連がその第 3 回総会において 1948 年 12 月 10 日に採択した基本的人権の普遍的擁護を求めた最初の文書である．ここで謳われている人権は「健常・有能な成人の白人男性」のための権利ではなく，誰であれ人が人である限りにおいて普遍的に享有され，保護・保障されるべき基本的な権利である．30 条からなるこの宣言は，その冒頭で，人は生まれながらにして自由であり，かつ尊厳と権利において平等であって（第 1 条），いかなる差別からも自由である（第 2 条）と謳い，以降の条文において基本的人権を規定している．それらのなかで広い意味での患者の権利にかかわるのは，「すべて人は，衣食住，医療及び必要な社会的施設等により，自己及び家族の健康及び福祉に十分な生活水準を保持する権利を……有する」［外務省仮訳］とされる第 25 条である．

国際人権規約　しかしながら，「世界人権宣言」は国連加盟国政府が達成すべき共通の基準として謳われているにすぎず，法的拘束力を持つものではない．法的拘束力を持つのは，1966 年 12 月 16 日，第 21 回国連総会において採択された「国際人権規約」，すなわち「経済的，社会的及び文化的権利に関する国際規約」（「社会権規約」）及び「市民的及び政治的権利に関する国際規約」（「自由権規約」）である（「世界人権宣言」とこれらの規約並びに「自由権規約」の第 1 選択議定書（死刑の廃止）及び第 2 選択議定書（権利侵害に関する個人の請願権）は「国際人権章典」（International Bill of Human Rights）と総称される）．「社会権規約」の第 12 条第 1 項では「この規約の締約国は，すべての者が到達可能な最高水準の身体及び精神の健康を享受する権利を有することを認める」と定められ，この権利の実現のためにとられるべき措置として死産率及び幼児の死亡率の低下等が第 2 項で定められている．また，「自由権規約」の第 7 条では，「何人も，その自由な同意なしに医学的又は科的実験を受けない」と規定されている．

　なお，国連は普遍的人権の擁護・確立のために総会において「人種差別撤廃条約」（1965），「女性差別撤廃条約」（1979），「児童の権利条約」（1989），「障害者の権利条約」（2006）を採択し，それらはいずれも条約として発効している．

〔樫 則章〕

6　患者の権利に関する世界宣言(2)：オタワ憲章・マドリード宣言

オタワ憲章　「ヘルスプロモーションのためのオタワ憲章」(The Ottawa Charter for Health Promotion)は，世界保健機関（WHO）によって1986年にカナダのオタワで開催されたヘルスプロモーション（健康増進，健康づくり）に関する第1回国際会議において採択された国際宣言である．プライマリ・ヘルスケアに関する「アルマ・アタ宣言」(1978)の後継として，2000年までに，またそれ以降も「すべての人に健康を」(Health for All)という目標を達成するための基本的な考えと取組を定めている．ヘルスプロモーションを「人々が自分の健康を管理し改善できるようにするためのプロセス」と定義した上で，平和，住居，教育，食料，収入，安定した生態系，持続可能な資源，社会正義と公平を健康の前提条件として示し，ヘルスプロモーションのための3つの戦略として「健康であるために不可欠な社会的，環境的，経済的条件を創出するための提言を行うこと」，「すべての人々が可能な限り最大限の健康を享受できるようにすること」，「健康の追求において社会におけるさまざまな利害を調停すること」を掲げている．

　その上で，ヘルスプロモーションのための5つの活動領域として，①健康によい政策の策定，②健康を支援する環境の創出，③地域活動の強化，④個人のスキルの開発，⑤医療の方向転換を挙げ，最後に参加各国に対して，社会のあらゆる部門において健康と公平に対して明確な政治的関与を示すこと，健康に悪影響を与えるものに抗するとともに，環境汚染などの公衆衛生の問題を注視すること，国の内外における健康格差に対応すること，人々こそ健康の主要資源であると認めること，医療と医療資源をヘルスプロモーションに向けて再構築すること，健康とその維持は社会の主要な投資でもあり課題でもあると認識して，人々の生活様式のエコロジカルな問題全般に取り組むことを求めている．

　WHOはその後もヘルスプロモーションに関する国際会議を開催し，これまでに，「保健政策に関するアデレード勧告」(1988)，「健康の支援環境に関するスンツバル声明」(1991)，「21世紀に向けたヘルスプロモーションのためのジャカルタ宣言」(1997)，「ヘルスプロモーションのための閣僚によるメキシコ声明」(2000)，「ヘルスプロモーションのためのバンコク憲章」(2005)，「ヘルスプロモーションの履行格差をなくすためのナイロビ行動要請」(2009)，「すべての政策における健康優先に関するヘルシンキ声明」(2013)，「国連持続可能な開発のための2030アジェンダにおけるヘルスプロモーションに関する上海宣言」

（2016）が採択されている．

マドリード宣言　本項で取り上げるマドリード宣言は，世界医師会の「医師主導の職業規範に関するマドリード宣言」（2009，2019 修正）ではなく，1996 年 8 月にスペインのマドリードにおける世界精神医学会（World Psychiatrics Association: WPA）総会で採択された精神科医の行動規範としての「精神科医療の倫理規範に関するマドリード宣言」（Madrid Declaration on Ethical Standards for Psychiatric Practice）である．

　世界精神医学会のマドリード宣言は序文，精神科医が遵守するべき倫理規範，特定の状況に対する指針からなる．倫理規範は 7 項目あり，1999 年にハンブルクで開催された総会および 2002 年に横浜で開催された総会で改正された．

　倫理規範の主な内容は次のとおりである．①精神科医は一般に認められた科学的知識と倫理原則に従って最善の医療を提供することによって患者に奉仕する．②精神科医は精神科における科学的発展を常に把握し，最新の知見を他者に伝えなければならない．③精神科医と患者との関係は，患者が自由に，かつ情報を得た上で決定ができるように，相互の信頼と尊敬に基づいたものでなければならない．④治療しなければ患者および／または他者の生命が危険にさらされる場合を除いて，いかなる治療も患者の意志に反して実施されてはならない．治療は常に患者の最善の利益のためでなければならない．⑤精神鑑定をするよう求められた場合，鑑定の目的，鑑定結果の用途，鑑定がもたらしうる影響について最初に被鑑定者に伝えて助言を与えなければならない．⑥治療上得られた情報は患者の私事であり，秘匿されなければならない．守秘義務の破棄が認められるのは，（児童虐待の通報義務のように）法による定めがある場合，または守秘義務が守られれば患者もしくは第三者に重大な身体的もしくは精神的害がもたらされる場合だけである．⑦研究は科学の規範に従って実施され，適切に任命された倫理委員会の承認を受け，研究のための国内規則および国際的規を遵守して実施されなければならない．精神科の患者は脆弱であり，研究において特別に保護されなければならない．

　特定の状況に対する指針は，当初，安楽死，拷問，死刑，性の選択，臓器移植の 5 項目であったが，1999 年のハンブルクでの総会で，メディアへの対応，民族または文化に基づく差別，遺伝子研究と遺伝カウンセリングが，2002 年の横浜での総会で，医学における心理療法の倫理，産業との関わりで生じる利益相反，株主や病院管理者との関わりで生じる利益相反，患者との性的関係が，2005 年のカイロでの総会で，精神科医の権利保護，アルツハイマー病等の認知症に関する診断の開示，精神科医の二重の責任が，そして 2011 年のブエノスアイレスでの総会で，患者および患者を世話する人々と精神科医との協同がつけ加えられた．

[樫 則章]

基本事項・コアカリ演習③

患者の自己決定権　古代ギリシャの「ヒポクラテスの誓い」から第2次世界大戦後の世界医師会による「ジュネーブ宣言」（1948）に至るまで，医療倫理は医師の守るべき倫理として継承されてきた．日本医師会の「医の倫理綱領」（1952）も同じである．その中に患者の自己決定権を含む患者の権利の擁護を認める項目はなく，医師中心のパターナリズムの倫理に貫かれている．それに対して患者および臨床試験の被験者の権利擁護の流れは「ニュルンベルク綱領」（1947）以来，「ヘルシンキ宣言」（1964），「患者の権利章典」（1973），と展開され，「患者の権利に関するリスボン宣言」（1981）に結実する．医療が患者中心の医療へと展開されるべきことが世界的に宣言されたものである．「シュレンドルフ判決」（1914）から「サルゴ判決」（1958）までのインフォームド・コンセントに関するアメリカでの裁判の流れも患者の自己決定権の確立に大きく貢献している．医療における患者の自己決定権の問題はこのように世界的視野から考察することが重要である．

患者の権利に関する世界宣言　「WHO憲章」（1948）の健康の定義から，基本的人権と人間の尊厳と価値，男女および世界各国の同権を宣言した国連の「世界人権宣言」（1948），それに法的拘束力を持たせた「国際人権規約」（1966），プライマリ・ヘルスケアに関するWHOの「アルマ・アタ宣言」（1978）と「ヘルスプロモーションのためのオタワ憲章」（1986），世界精神医学会の「マドリード宣言」（1996）など多様な権利を保証する世界的宣言の流れを押さえておく．

【演習1】　患者の権利の擁護に関係するものはどれか．
1. ヒポクラテスの誓い　　　2. ジュネーブ宣言　　　3. WHO憲章
4. リスボン宣言　　　　　5. 医の国際倫理綱領

【演習2】　「リスボン宣言」の記述に関係するものはどれか．
1. ヘルスプロモーションに関する宣言　　　2. 精神疾患患者のための宣言
3. プライマリケアに関する宣言　　　4. 臨床試験実施のための基準
5. 患者の権利に関する宣言

【演習3】　AHAの「患者の権利章典」（1973）に関係しない記述はどれか．
1. プライバシーに対する権利　　　2. 患者を尊重するケアを受ける権利
3. インフォームド・コンセントに必要な情報を得る権利
4. 治療を拒否する権利　　　5. 健康教育を受ける権利

［松島哲久］

第3章

医療者-患者関係におけるコミュニケーション

　医療が医師中心の医療から患者中心の医療へと転換されてきたことによって，医療者は患者が自己決定できるように医療情報を与えなければならない．患者がどのような医療を望んでいるのか，それに対応する治療方法にはどのようなものがあるか，それらの方法のベネフィット／リスク比はどのようになっているかなどを医療者は患者に説明できなければならない．さらに医療者が患者のアドボケイト（擁護者）であるという立場を取るとすれば，医療者-患者関係におけるコミュニケーションはどのように考えられるかを知る必要がある．コミュニケーションを通して医療者と患者は相互主観性を形成する．医療者の自己と患者の自己が共にこの相互主観性の関係性の内で成立するのである．医療者-患者関係におけるコミュニケーションでは言語的コミュニケーション以上に非言語的コミュニケーションの占める割合が大きい．病気の患者の心理をコミュニケーションを通してどのように知ることができるかを学ぶ必要がある．　　　　　[松島哲久]

1　医療面接と言語的・非言語的コミュニケーション

「医療面接」とは　患者とのコミュニケーションのあり方は，これまでは「医療者主導」による，いわゆる「問診」スタイルであったが，これでは患者との信頼関係を構築することができないとの反省から，「医療面接（medical interview）」というスキルを向上させる必要性が強調されるようになった．文部科学省「薬学系人材養成の在り方に関する検討会」が策定した「薬学教育モデル・コアカリキュラム—平成25年度改訂版」（以下，コアカリ）においても，「薬剤師として求められる基本的な資質」として挙げられている10項目の3番目に「コミュニケーション能力」が挙げられており，「患者・生活者，他職種から情報を適切に収集し，これらの人々に有益な情報を提供するためのコミュニケーション能力を有する」ことが求められている．

患者-医師関係の理解　前掲の「コアカリ」pp.20-21，「A. 基本事項（3）信頼関係の構築」において「GIO（一般目標）」として「患者・生活者，他の職種との対話を通じて相手の心理，立場，環境を理解し，信頼関係を構築するために役立つ能力を身につける」ことが掲げられているが，患者・生活者と医療者との良好な関係を構築するためには，まず両者の関係性に関する基本的な理解が必要である．この関係を類型化するにあたっては様々なモデルがあるが，代表的なものとしてはSzasz & Hollenderによる3類型がある．

1. 能動－受動モデル activity-passivity model	医療者が主導権を握り，患者は言われるがまま指示に従うのみ． 【強いパターナリズム strong paternalism】
2. 指導－協力モデル guidance-cooperation model	医療者が主導権を握っているが，患者にも説明し理解と同意を求める． 【弱いパターナリズム weak paternalism】
3. 共同参加モデル mutual participation model	医療者と患者は対等の立場を基本とし，医療者は専門知識を提供し，決定は患者が行う．【患者中心 patient centered】

出典：Szasz & Hollender, 1956

　上記3類型のうち，どれが最も良いというのではなく，状況に応じて適切に使い分けることが大切である．確かに「共同参加モデル」は患者中心の理想モデルではあるが，一方的に難しい専門用語だらけの「情報」を与えてしまっては，患者は戸惑うばかりでとても決めることはできない．また，救急外来で意識レベルが低下している重症患者の場合には，「能動－受動モデル」で対応せざるを得ないし，判断能力があっても整形外科でリハビリテーション中の不安感が強い患者なら，その不安を受け止めつつ医療者側が「水先案内」をするかのようにやや

リードする「指導－協力モデル」が必要になってくる．また，いくら"言葉の上（言語的レベル）"では，「患者さんに決めて頂いていいのですよ」と言っていても，「どうせ決められないでしょうケド」といった"雰囲気（非言語的レベル）"が出てしまっていては意味がない．

「言語的コミュニケーション」と「非言語的コミュニケーション」「コアカリ」pp.20-21，「A. 基本事項（3）信頼関係の構築①コミュニケーション」においては，具体的な「到達目標」のひとつとして，「言語的及び非言語的コミュニケーションについて説明できる」ことが明記されている．特に「言語的」と「非言語的」の違いを理解することが極めて重要である．対人コミュニケーションの場面においては，「話の内容（文字にできる部分）＝言語情報」が影響を及ぼすのは全体の7％に過ぎず，その一方で「声の大きさ・強さ・速さ・抑揚・リズムなど＝聴覚情報」が38％，「顔の表情・視線・身振り・姿勢など＝視覚情報」が55％を占めるとされる．この実験結果は，コミュニケーションにおいて感情や態度について矛盾したメッセージが送られた場合（例えば，言葉の上では「大嫌い」と言いながら，身振りや視線では「好き」という"雰囲気"を出す等），それを受け手がどのように感じ取るかについて，1971年に米国の心理学者アルバート・メラビアンが行ったことから「メラビアンの法則」と呼ばれる．

　また，「言語情報＝Verbal（7％）」「聴覚情報＝Vocal（38％）」「視覚情報＝Visual（55％）」を踏まえて，「3Vの法則」や「7-38-55の法則」と称される場合もある．言語情報を中心とするものを「言語的（verbal）コミュニケーション」に，聴覚情報と視覚情報を中心とするものを「非言語的（nonverbal）コミュニケーション」に大別することが多いが，聴覚情報である「声の大きさ・抑揚・リズム」は，言語的発話に随伴して起こる現象であることから，「準言語的（paralinguistic）コミュニケーション」に分類されることもある．

　尚，言語的コミュニケーションが7％に過ぎず，93％にあたる非言語的コミュニケーションの影響力が大きいからといって，決して言語情報が軽視されてよいわけではない．可能な限り正確で事実に即した（≒科学的根拠に基づいた）言語情報が伝えられなくてはならない．その上ではじめて，非言語的コミュニケーションによって，相手の感情面や情動反応を踏まえた効果的な相互理解が深まることを理解しておく必要がある．　　　　　　　　　　　　　　　　［板井孝壱郎］

【参考文献】

[1]　Szasz TS, Hollender MH, A contribution to the philosophy of medicine: the basic models of the doctor-patient relationship, *Arch Int Med,* 97: 585-592, 1956.

2 医療面接技法としての「質問法」

医療面接技法としての「質問法」　医療者が患者に対してどのような「尋ね方」をするのかによって，患者との信頼関係の構築は大きく左右される．医療面接技法としての問いかけ方には文献によって分類の仕方が異なることもあるが，以下のようになる．

　まず大きく「開放型質問法（open-ended question）」と「閉鎖型質問法（closed question）」の2種類に分類される．「開放型質問法」のバリエーションとして「重点的質問法（focused question）」があり，「閉鎖型質問法」のバリエーションとしては，「多項目質問法（multiple choice question）」と「誘導的質問法（leading question）」が挙げられる．いずれにも属さないものとして「中立的質問法（neutral question）」がある．

「開放型質問法」とは　「自由質問法」と訳される場合もある．この尋ね方は，医療者のコントロール度が低く，患者が感じていること，考えていること等を自由に答えられる．例えば，「今日はどんなことでおいでになられましたか？」「どんな風に痛みますか？」「ご自分なりに感じていることをお話ください」等のように問いかけるため，患者自身も「自分の思いを聴いてもらえた」といった精神的な満足度が高まることも多い．しかし，患者が自分では状態をうまく言葉で表現できなかったり，何を話して良いか整理できていない場合などは，この質問法は患者に対する負荷が高く，答えにくくなってしまうという欠点もある．また，患者自身の話が止まらなくなった際に，時間に制約がある場合には，途中で医療者が話題のレールを元に戻す（例：なるほど……それはお辛かったでしょう……．ところで，先ほどお尋ねした痛みの方は，いかがですか？）等の対応が必要である．

「重点的質問法」とは　「開放型質問法」の一種でもあり，「焦点を絞った質問法」と訳されることもある．この尋ね方は，医療面接の開始後，例えば患者が「……それでですね，昨日の夜中，急に腰の奥の方が痛みだしたんです」と語った際に，「そうでしたか．では，その痛みというのは，どんな感じの痛みでしたか？」と"痛み"というキーワードに焦点を当てて尋ねることにより，さらに患者の話に膨らみを持たせつつ，医療者が緩やかに話の流れをコントロールしながらも，あくまでも患者自身が語るように促す手法である．この質問法を適宜うまく導入できるかどうかが，医療面接の成否を大きく左右する．

「閉鎖型質問法」とは　「直接的質問法」と訳される場合もある．この尋ね方は，医療者のコントロール度が高く，例えば「痛みはありますか？」「昨日は眠れましたか？」

等のように問いかけるため，患者は基本的に「はい」か「いいえ」でしか答えられない．医療面接の最初からこの質問法ばかりを多用すると，患者はまるで「尋問」を受けているような感覚にさえ陥ることがあり，信頼関係（ラポール）の形成が得られにくいとされ，医療面接の後半に使用することが推奨される．身体所見に関する基本的な情報を聴きだす際には有効な方法であり，また，問いかけられる患者側も，話すことをまとめる必要がないため負荷が低く，その点では「開放型質問法」より答えやすい面もある．しかし，この方法だけで医療面接を終了すると医療者側が意識していた着眼点のみに関連した情報しか得られず，重要な情報を聞き逃す危険性が高い．

「誘導的質問法」とは　　この尋ね方は，医療者が患者に対しある特定の回答を言わせようという意図をもって行う（医療者が「無意識」に行っている場合もある）手法である．例えば「昨日，薬を飲み忘れてはいませんよね？」といったような問いかけ方である．こう尋ねられた患者は，言葉の背後に「飲み忘れるなんて，ありえないことだ」という否定的な圧力を感じてしまい，結果として「飲み忘れた」とは回答しにくくなってしまう．本当に「飲み忘れた」場合，「薬を服用していない」という情報を得ること自体が大切であるのに，医療者側がその情報獲得を阻害したことで適切な医療的介入ができなくなってしまう．そのため，この質問法は医療面接では最も望ましくない閉鎖型質問法であるとされる．

「多項目質問法」とは　　文字通りいくつかの選択肢を提示する尋ね方である．口数の少ない患者や，うまく言葉で表現できない患者には，「その痛みは，ズキズキした感じですか？　それとも，シクシクした痛みですか？」というように問いかけることで回答を引き出す際に有効な手法である．単項目よりも多項目であることで，できるだけ患者自身の思いや考えに近い情報に辿りつけるとはいえ，やはり医療者側のコントロール度は高い．また，アンケートのように十分な時間をかけて準備した選択肢ではないため，面接の会話中にとっさに適切な項目を複数提示できる能力を高めておく必要がある．しかし，どれほどその能力を高めても，選択肢の内容を医療者が限定してしまうことで，患者が最も伝えたかったことから外れてしまう危険性があることには留意しなくてはならない．

「中立的質問法」とは　　「中立型質問法」と訳される場合もある．この尋ね方は，医療者の見解や価値観などを入れ込まずに，患者の話を促すようにアプローチする手法である．例えば，「……とおっしゃいますと，それはどういう意味でしょうか？」「なるほど，それで……？」「……ということは？おまとめになると，どういう点がポイントになりますでしょうか？」などのように，患者の話の流れを促す尋ね方である．「重点的質問法」と併せて使用することで有効性が高まるとされる．　　［板井孝壱郎］

【参考文献】

[1]　Simpson, M. et al., Doctor-patient communication: the Toronto consensus statement, *British Medical Journal,* 303: 1385-1387, 1991.

3　医療面接技法としての「態度」

医療面接技法としての「態度」　医療面接技法としての「態度（attitude）」とは，「ふんぞり返らない」といったような姿勢を指すのではなく，「応答・返答（response）」という意味での「応え方のスキル」である．この「応え方のスキルとしての態度」も文献によって分類の仕方が異なるが，まとめると以下のようになる．

「評価的態度」とは　患者の考え方や感じ方に対して，医療者が自分の価値基準に照らして「善・悪」や「適・不適」などの判断，評価を下すような応え方を指す．「そんな考え方をしてはダメです」，「こうすべきです」と医療面接の冒頭から「評価的態度」で接すると，患者は「自分のことを理解しようとしてくれない」と感じてしまい，不信感を抱く危険性もある．また，「評価」された瞬間，患者側としては会話を続けにくくなり（特に不安や心配などの感情表出ができない），重要な情報を聴きだせなくなる（その裏には，患者の心情と向き合うことから逃れようとする医療者側の心理が隠されている）場合もある．その一方で，はっきりと「こうしなさい」と方向性を提示する必要のある場面で躊躇してしまっては，「頼りなさ」を感じさせてしまうこともある．患者の基本性格（自分では決められない等）を踏まえ，感情表出を受けとめながら医療面接の後半で用いると有効である．

「解釈的態度」とは　患者の考え方や感じ方に対して医療者が「解釈」を加え，それを患者に説明しようとする（≒やや「押しつけよう」とする）態度である．一見すると「評価的態度」と似ているが，「良い悪い」といった「価値判断」を下すのではなく，あくまでも「医学的事実」だけを説明しようとする点が異なる．例えば，「朝からずっとお腹が痛くて気分が悪いんです……胃ガンじゃないかと思うんですが……」と患者が言ったことに対し，「何をバカなこと言ってるんですか．そんなことあるわけないでしょ」というのが「評価的態度」であるとするならば，「検査もせずに，腹痛や気分がすぐれないってだけで胃ガンと診断することは医学的にはありえませんよ．単なる過食，いわゆる食べ過ぎでもなりますからね」と，医療者側の「診立て」をやや一方的に伝えるのが「解釈的態度」である．まずは，「朝からずっとお腹が痛いと辛いですよね．気分もすぐれないままだと，ひょっとして胃ガンじゃないかと思ってしまいますよね」と，患者の考え方，感じ方を否定せずに受け入れた上で「解釈的態度」をとることが重要である．

「調査的態度」とは　医療者が患者からより詳細な情報を得るために質問を投げかける際に，最もとりがちな態度である．診断上必要な臨床所見などの情報収集

等には必要不可欠ではあるが，十分な信頼関係（ラポール）が形成される前にあまりこの態度で接しすぎると，患者側は「尋問」されているような感覚に陥ってしまう．いわゆる「閉鎖型質問法（closed question）」を用いている場合に起こりやすい．

「支持的態度」とは　患者の考え方や感じ方を「否定」せず，当然のこととして受け入れ「肯定」する態度のことをいう．先述した例では，患者が「胃ガンじゃないかと思うのですが……」と言ったことに対し，「胃ガンじゃないかと思ってしまうのは，無理もないことです」と，患者が思ったこと，考えたこと（＝患者自身の「解釈モデル」）を，まずはそのまま支持するような「応え方」となる．

「共感的態度」とは　患者の考え方や感じ方に対し否定的に関わらないだけでなく，そのときの患者自身が抱いているであろう「感情のテーマ（喜怒哀楽）」を捉え，患者の心情を理解しようとする態度を指す．例えば上述のケースでは，「胃ガンじゃないかと思ってしまうのですね」とだけ応える場合が「支持的態度」であるとするならば，「胃ガンじゃないかと思うと，不安になりますよね」と"不安感"を汲み取ろうとする姿勢が「共感的態度」となる．「相手の立場に寄り添う」ことは，患者との良好な関係構築において最も重要ではある．しかし，「相手の立場になることはできない」という自覚を失った場合，それは「思いやり」ではなく，単なる「思い込み（≒独善）」になってしまう．先述の例でも，「胃ガンじゃないかと思うと不安ですよね」と薬剤師が「思いやり」から共感したつもりになって伝えたとしても，患者からは「……いえ，不安じゃなくて，恐ろしいんです……」と返ってくることもある．他人の「感情のテーマ」を捉える，というのは容易なことではない．「私はこの人の気持ちがわかる！」と「思い込む」のではなく，「私はこの人自身にはなれない．しかし，この患者さんの思いに少しでも近づこう……．そのためには，まず私なりに想像力を働かせて，いまこの患者さんが抱いているであろう"感情のテーマ"に焦点をあてて，それを言葉にして伝えてみよう！」と試みることが大切である．「不安ではなく，恐ろしいのです」と患者が応えてくれたなら，「そうでしたか……，不安ではなく，恐ろしかったのですね」と，患者の感情表出をそのままそれとして受けとめ，自分の捉え方が誤っていたことを認める姿勢も大切である．コミュニケーションとは「モノローグ（独り言）」ではなく「ダイアローグ（対話）」であるがゆえに，患者－医療者関係という「双方向性」の中で繰り広げられるトライ＆エラー（自分はこう感じたのですが，それは違っていたのですね，訂正します）を伴ったプロセスとして「共感的態度」を理解することが重要である．　　　　　　　　　　［板井孝壱郎］

【参考文献】

[1]　Stewart, M. A. et al., The doctor-patient relationship and its effect upon outcome, *JR Coll Gen Pract,* 29: 77-82, 1979.

4 　倫理コンサルテーション

「倫理コンサルテーション」とは　広くは「医療現場で生じた倫理的問題の解決のために行われる助言や相談活動全般のこと」を指し，その問題領域は，いわゆる治験や臨床研究をはじめとする「研究倫理」の問題を包含することもあるが，日常診療の現場で生じる「臨床倫理」の問題に関わるケースを対象とする場合は，「臨床倫理コンサルテーション（clinical ethics consultation）」という意味において用いられることが多い．ASBH（American Society for Bioethics and Humanities）によって，1998年に公表された「医療倫理コンサルテーションにとっての核となる能力（Core Competencies for Health Care Ethics Consultation）」という報告書によると，「患者，家族，代理人，保健医療従事者，その他の関係者が，保健医療において生じた価値問題に関わる不安や対立を解消するのを支援する，個人やグループによるサービス」であると定義されている．その活動形式は，①「臨床倫理委員会（clinical ethics committee）」による「委員会コンサルテーション」，②「倫理コンサルタント（ethics consultant）」と呼ばれる専門家による「個人コンサルテーション」の2種類に大別されるが，1990年代終わり以降の北米圏では，③倫理委員会と個人コンサルテーションの中間にあたる少人数グループによる「チーム・コンサルテーション」の形態が最も一般的である．

制度の整備状況　米国では1970年代の早い段階から倫理コンサルテーションが行われていたという報告もあるが，国レベルでの検討と整備が本格化するのは1990年代に入ってからのことである．欧州においては，北米圏からやや遅れた1990年代終わり頃から，イギリスやフランス，オランダ，ドイツ，スイス，オーストリアなどで倫理コンサルテーション活動の取り組みが見られ始め，2000年以降，活発化している．先述のASBHによる報告書がまとめられた際，倫理コンサルテーションをめぐる様々な問題や今後の基本的な課題が整理されたものの，米国内においても倫理コンサルテーションに従事する職種を公的資格として整備するか否かについては賛否両論あり，現在も明確な結論は出ていない．

問題点　臨床現場にとって倫理コンサルテーションが不可欠であるという見解自体には，概ね異論のないところではあるが，①「個人コンサルテーション」は迅速対応が可能な反面，倫理コンサルタントの「個人的価値観」が前面に出てしまう危険性もあり，またその専門的トレーニングや資格整備の問題など「社会的責任と責務」の範囲が曖昧なままであること，②「委員会コンサルテーション」は，多様な人材による多面的アプローチが可能な反面，招集には時間がかかり機動力

に欠け，時として「お墨付き委員会」のような「権威主義」に陥りやすいという
リスクがある.

「臨床倫理コンサルタント」とは　臨床倫理に関するトレーニングを受けた専門
家のことを指し，患者の治療やケアにおいて倫理的ジレンマが生じた際に，その
解決のための支援を行う人材のことを言う．ASBH において臨床倫理コンサルタ
ントに求められる「核となる能力（コア・コンピテンシー）」としては，以下の3
つが挙げられている．①核となるスキル（core skills）：倫理問題を見極める技能
（ethical assessment skills），問題対処能力（process skills），およびコミュニケー
ション・スキル，②核となる知識（core knowledge）：道徳的推論および倫理理論，
臨床現場への精通，保健医療制度，関連法規等，③人格性（personal
character）：寛容さ，忍耐，思いやり，正直さ，勇気，思慮深さ，謙虚さ．その後，
2011年に公表された ASBH による第2版では，3番目の character という表現が，
あたかもコンサルタント個々人の「性格」であるかのような誤解を与えたという
点に鑑み，倫理的推論（ethical reasoning）のトレーニングによって育成される
べきものであることを強調するために，第2版では「特質，態度，行動（Attributes,
Attitudes, and Behaviors of Ethics Consultants）」という表記に改められている．

今後の展望　ASBH は 2009 年，資格認定プロジェクトに関する国レベルのワー
キンググループ（National Working Group for the Clinical Ethics Credentialing
Project）を立ち上げた．その成果として 2013 年 10 月，作業部会の中心メンバー
であるエリック・コディッシュ，ジョセフ・フィンズらによって「臨床倫理コン
サルタントの資格認証：ASBH による2段階モデル」と題する論文が Hastings
Center Report に公表されるに至ったが，現在もまだ「国家資格化」することに
関する結論までは出ていない.「患者や患者家族のために」と懸命になる余りに陥っ
てしまう医療スタッフの「独善」を「予防する」リスク・マネジメントの視点な
くしては「最善の医療」は提供できない．たとえ「患者に善かれ」と思っていても，
その"善意"が「独善」に変貌してしまった際には重大インシデントを招いてし
まう．「思いやり」が「思い込み」になってしまうことを「未然に防ぐ」ためにも，
倫理コンサルテーションにおける「予防倫理（preventive ethics）」という機能と，
患者安全（patient safety）を守る「安全管理（safety management）」の両者は
極めて相関の深い組織的機能である．「安全で安心な医療」こそは「倫理的な医療」
そのものであることに着眼し，臨床倫理の視点をもち医療安全を推進することは，
医療の質を高める上で極めて重要である．　　　　　　　　　　　［板井孝壱郎］

【参考文献】

[1]　ASBH, *Core Competencies for Health Care Ethics Consultation: The Report of
American Society for Bioethics and Humanities*, SHHV-SBC Task Force on Standards
for Bioethics Consultation pp.11-23, 1998.

5　患者の心理状態への配慮と対応：リスニングスキルとアサーション

リスニングスキル　自分の話を聴いてくれる人には，我々は通常，自分の考えや気持ちなどを理解してもらおうと思って，言葉を費やして語る．聴いてくれるから話し，話すことによって自分の考えが明確になったり，自分の気持ちに素直に向き合うことができるようになったりする．しかも，我々は自分の話を熱心に聴いて理解してくれた人に信頼感を抱く．したがって，医療者が患者の心理状態を理解し，患者との間に信頼関係を築こうと思えば，患者の話を聴くことが何よりも重要である．ところが，世間話などとは違って，不安や悩みなどを抱えた患者の話を聴くことは容易なことではない．医療者は話の内容だけでなく，患者が抱く感情も共感をもって理解しなければならないからである．聴くことは1つの技能（スキル）である．うなずきや相づち，適度に視線を合わせること，間を取ること，等々，何気ない日常の振る舞いも，話を適切に聴くためには意識的に身につけなければならない技能である．

　リスニングスキルとして，カール・R・ロジャーズが説いた「積極的傾聴」がよく知られている．ロジャーズは聴き手に求められる条件として，自己一致，無条件の肯定的配慮（積極的関心），共感的理解の3つを挙げている．まず，自己一致とは，聴き手がありのままの自己でいることである．聴き手である医療者が実際に感じていることを口に出さず，専門家的な見せかけの態度で患者と接している限り，患者も自らの胸中を打ち明けることに慎重になるだろう．自己一致とは，意識と態度が合致していることを指す．次に，無条件の肯定的配慮とは，患者を1人の人間として尊重し，患者の言動や感情を何の留保条件もつけずに受容することである．つまり，患者がどんな言動をとろうとも積極的な関心をもって関わり，患者の肯定的な感情表現だけでなく否定的な感情表現もそのまま受容することである．最後に，共感的理解とは，患者の世界をあたかも自分自身の世界であるかのように，想像力を働かせて患者の内側から理解することである．もっとも，医療者は一方で自らの世界をもっているがゆえに，患者を援助できる．「自分自身の世界であるかのように」といっても，患者と同じ世界を医療者自身ももつことではない．共感的理解とは「あたかも……のように」という性質を失うことなく，患者の世界に入りこむことである．

　積極的傾聴を心がけたところで，患者の真意を適切に理解できたかどうかはわからない．そこで医療者は，理解した内容を自分の言葉に置き換えて患者に伝え，患者の反応から自分の理解を確認し，必要に応じて修正していかなければな

らない．その際，患者の語った言葉を単にオウム返しに繰り返すのでなく，自分が受けとめた内容を共感的に伝え返していくことが肝要である．

　患者の心理状態を理解する際に障壁となるのは，医療者が自分自身の観点から患者の言動を判断し評価することである．患者を評価している限り，患者の心理状態を外側から論じることはできても，共感的な態度で理解することはできない．共感的理解とは患者について理解することではなく，患者とともに理解することである．とはいうものの，無条件に受容することは困難であり，評価せずにはいられないため，積極的傾聴は容易ではない．

`アサーション`　共感をもって患者を理解するといっても，医療者も人間である．患者の理不尽な要求や傲慢な振る舞いなどに従順であることは不可能であろう．また，医療者という立場から受け入れがたい場合もあろう．しかし，患者の意向に添えず，患者と対立した意見を表明する場合であっても，医療者は患者との人間関係を損なわないようにしなければならない．それゆえ，医療者は聴くための技能とともに，自己表現をするための技能も身につける必要がある．ここで取り上げるアサーション（assertion）は相手と対立した状況にあるとき，自分も相手も大切にする自己表現の仕方のことをいう．アサーションは「自己主張」を意味する語であるが，「自己主張」と訳すと「相手も大切にする」という意味合いが抜け落ちるため，日本語に訳さずにカタカナのままで用いられることが多い．

　自己表現の仕方は非主張的，攻撃的，アサーティブの3つに分類される．非主張的な自己表現は自分の意見を言わず，相手を優先して自分を後回しにする．それに対して，攻撃的な自己表現は自分のことだけを考えて自分の意見を押しつけ，相手を犠牲にする．いずれの場合も，対等な人間関係を構築し維持することは困難である．一方，アサーティブな自己表現，すなわち，アサーションはお互いに意見を述べ合い，双方にとって納得のいく結論を導き出すことを目指す．そのためには自らの主張を冷静に繰り返すとともに，相手の主張にも耳を傾け，自らに向けられた批判に誠実に応えていかなければならない．アサーションにおいては，私を主語にして自分の思いや気持ちを語る「私メッセージ」が推奨されている．「あなたは……」ではなく「私は……」と語ることによって，自分の意見や感情の責任は自分にあることを明確にし，相手に責任を押しつけたり相手を批判したりしないようにするのである．

　どんな人間関係にあっても，対立は避けられない．アサーションは相手を傷つけずに，対立した状況の解消を目指す自己表現の仕方である．アサーションは，誰もが自分の意見を述べる権利をもつという権利意識に基づいて行われる．したがって，アサーションを行うにあたっては，相手も同等の権利を有することを認めることが大切である．アサーションが目指しているのは，自他を尊重した人間関係を構築し維持していくためのコミュニケーションである．　　　　［池辺　寧］

6　病気と患者の心理・家族の心理

病気行動　痛みや不快感，機能異常などの徴候が心身に現れたとき，それに対して人がとる行動を病気行動という．病気行動として，行動を起こす，何も行動しない，行動したり行動しなかったりする，対抗行動をとる，以上の4つを挙げることができるが，ここでは最初の2つの病気行動の概略を述べることにする．

　心身に異常を感じたために医療機関で受診するという行動を起こすことは，健康状態の確認，適切な治療の開始などの点で一般には理にかなった行動である．だが，訪れた医療機関での診断や治療に納得できず，医療機関を渡り歩く人もいる．ドクター・ショッピングと呼ばれる，このような行動の一因として，高度化・細分化されて患者を一人の人間として診ることが困難になっている現代医療の現状を指摘することができる．受診せずに市販薬や民間療法などで対処する人もいるが，この対処も行動を起こすという病気行動に含まれる．

　心身に何らかの異常を感じても，何も行動しない人も少なくない．すぐに医療機関で受診しない理由としては，「大したことはない」「もう少し様子を見よう」などと判断して受診を先延ばしにする，受診する時間的余裕がない，重篤な病気が発見されることが怖い，恥ずかしい，世間体が気になる，といったことが挙げられる．その他にも理由は挙げられるだろうが，最終的に受診行動をとった人は程度の差こそあれ，「受診を決断する」という段階を経ている．受診を容易に決断できなかった人ほど医療に寄せる期待は大きい．それだけに期待に反した結果しか得られなかったとき，医療に対する不満や不信感も抱きやすい．

患者の心理　病気を自覚し治療の必要性を認めたところで，患者が自らの病気をどのように受け止めるかは，患者の性格や生活史，病気の特徴などによって様々である．だが，入院という特定の状況に置かれた者にはいくつかの共通した心理的反応がみられる．入院患者の心理の特徴として，ここでは2つ挙げる．

　まず，孤独感・疎外感である．一日中ベッドの上で過ごし，ベッドから人々を見上げなければならないという経験によって，患者は健康な者とは異なる世界にいることを思い知らされる．家族や見舞い客，あるいは医療者がいくら患者に関心を寄せ，患者の世界を理解しようとしたところで，この思いは解消されない．日常生活から切り離され，制限された世界での生活を強いられる患者は，孤独感や疎外感からどうしても逃れることができない．

　次に，自己中心性である．患者は痛みや不快感，あるいは予後に対する不安，今後の生活への不安，死への恐怖などから，自己自身にもっぱら関心を向けるよ

うになる．外界への関心は著しく低下し，患者にとっての一番の関心事は自分の病気のこととなる．それゆえ自己中心性という心理的反応は，病気中心性と言い換えることもできる．患者は忍耐力を失い，病気のことに関しては些細なことでも気になり，周囲の者に様々な要求や不満，怒りを発するようになる．

　患者の心理についてはこのほかに，エリザベス・キューブラー゠ロスの研究がよく知られている．彼女の研究は死の受容に至る心理的過程を分析したものであるが，それによると，死に直面した人間は否認と孤立の段階に始まり，怒り，取り引き，抑うつを経て，受容に至る段階をたどる．むろん，誰もがこのような段階をたどるわけではないが，この過程は死にゆく者の心理状態を推し測る手がかりとなる．さらに，病気になった者の心理を理解する上でも参考になる．否認や怒りは自我を守るために働く防衛機制である．病気や死という衝撃的な出来事に直面した者は，まずは「そんなことがあるはずがない」と否認し，否認できない事実と悟ると，今度は「どうして私がこんな目に遭わなくてはならないのか」と周囲の者に怒りを向ける．やがて受容に至るわけだが，キューブラー゠ロスによると，患者はどの段階においても，奇跡が起こって助かるかもしれないといった希望をもち続けているという．どんな内容であれ何らかの希望をもつことは，患者にとっては生きる支えとなるものである．

家族の心理　多くの人にとって，家族は生活の基盤となる集団である．家族のうちの誰がどのような病気にかかるかによって異なってくるが，家族の誰かが病気，特に生命を脅かすような病気にかかると，家族の日常は一変する．家族は経済的な心配，役割分担の変化，将来への不安，その他，身体的・精神的・社会的に様々な問題を抱えた生活を送ることになる．患者を中心にして生活が営まれ，その結果，家族間の結束が強まることもあれば，逆に家族間に伏在していた問題が露呈し，最悪の場合には家族の崩壊に至ることもある．

　家族が患者に抱く感情に，自責の念や罪悪感がある．家族は患者の病気に早く気づくことができなかったことに対して自責の念にかられたり，これまでの自分の身勝手な振る舞いが患者の病気の原因ではないかと罪悪感を抱いたりする．しかも，これらの感情が患者への献身的な看病や世話の動機づけになっていることもある．また，療養生活における患者の不注意や不摂生，わがままな言動に不満を抱き，家族が患者を非難することもある．家族間に生じた不幸の原因として，患者の病気が非難されるのである．非難はときには，病気とは無関係の事柄にまで及ぶ．これは，患者に対する日頃の不平不満があらわになった結果であろう．いずれにせよ，病気は患者本人だけでなく，家族全体に様々な影響を及ぼす．患者が危機的な状況にあれば，家族もまた危機的な状況にある．家族は，ケアや援助を必要とする「第二の患者」である．医療者は患者とその家族を一単位として捉え，治療やケアに取り組んでいく必要がある．　　　　　　　　　　［池辺　寧］

7　ユマニチュード技法

ユマニチュードとは　ユマニチュード（Humanitude）は，フランスのイヴ・ジ
ネストとロゼット・マレスコッティの長年の実践からつくり出された，知覚・感
情・言語による包括的コミュニケーションに基づいたケアの技法である[1]．こ
れは「人とは何か」「ケアをする人とは何か」を問う哲学と，それに基づく多く
の実践技術からなる．医療施設や高齢者施設などで，主に認知症の人へのケアに
用いられているが，認知症の人に限らず，ケアを受けるすべての人に対して用い
ることができる．日本では，本田美和子医師によって2012年に導入され，2019
年に日本ユマニチュード学会が設立されて普及と研究の中心となっている．

　ユマニチュードの哲学によれば，人間であるということのうちには，生物学的
にヒトであるということだけではなく，人間社会の一員であるということが含ま
れる．すなわち，人と人との関係の中にいること，相互の感情的なつながりの中
にいることである．例えば認知症の人は，感覚機能の変化等によって自分の周囲
の物事や状況に関する認識が変わり，いわば別の世界に生きていると言われる．
人とのコミュニケーションや相互理解も難しくなる．このような人が，誰からも
声をかけられず，物のように扱われたならば，自分は人であると感じることがで
きなくなってしまうだろう．これに対してユマニチュードは，相手を人間として
認識し尊重する．それは，あなたは人間であるというメッセージを送り続けるこ
と，人と人との絆を再び確立することである．

　ユマニチュードの４つの柱として，「見る」「話す」「触れる」「立つ」が示さ
れている．「見る」は，相手の正面から近づいて相手の視線を近距離でつかまえ
続けること，「話す」は，これから何をするかを伝え，今何をしているかがわか
るようにその人に言葉をかけ続けること，「触れる」は，相手をつかんだり握っ
たりせずやさしく触れることを中心としている．これらは，人としてのかかわり
あいを可能にする技術であり，ケアの準備からその終了にいたるまでさまざまな
形で活用される．「立つ」については，それが可能かどうかを評価した上で，立
たせるための技法がある．高齢者を寝かせたままにして立つ機会を与えなけれ
ば，その人の健康は損なわれてしまうが，短時間でも立ってもらうことができれ
ば，立位でのケアを行うことができる．適切なケアがあれば，多くの人は死の直
前まで立つことが可能だとされる．

尊厳と技術　認知症の人を人として尊重するということは，その人が認知症を持
たない人と同じように振る舞うことを期待することではない．介護者や家族の方

からその人に歩み寄る形でコミュニケーションをすることである．そしてそのためには，優しさや善意だけではなく，認知症に関する知識・理解と，ユマニチュードのような特別な技術が必要である．ジネストらは，相手に優しく接するということを論じるため，赤ちゃんに対する接し方のことを引き合いに出しているが，同時に，ユマニチュードは赤ちゃんへの接し方とは違って自然に行われる動作ではないことを強調している．人の尊厳を尊重するためには，意識的に習得される身体的・言語的技術が必要である．

認知症の人へのケア　認知症の人の中には，コミュニケーションが難しく，ケアに抵抗したり暴れたりする人もいる．しかし強制的にケアを行うことはその人の自律を損うことであり，人間として扱わないことである．ユマニチュードの哲学によれば，ケアとは，自分で自分をケアすることを助けることであり，主役はその人自身である．施設などでは，丁寧なケアを行うだけの人手や時間が足りないとよく言われるが，相手に適切な仕方で接して優しさを伝えること，信頼関係をつくることによって，ケアの時間と労力はかえって少なくなることが多い．ケアに対する抵抗が減ったり，その人の健康が回復して自分でできることが増えたりするためである．

　ケアには3つのレベルが区別される．健康を改善するためのケア，健康を維持するためのケア，死に至るまで付き添うケアである．その人の現在の状態を見きわめて，それに合わせた適切なレベルのケアを行わなくてはならない．たとえば健康を改善することが可能な人に，健康を維持するためのケアを続けたならば，改善の可能性は失われてしまう．ケアのレベルが適切でなければ，その人の健康を害してしまうことになる．適切なケアが行われれば，その人は最後まで尊厳をもって生きられるようになる．

　ユマニチュードを学ぶことは，認知症の人を介護する家族にも勧められている．介護を受ける人にとっても，また介護に悩む家族にとっても，コミュニケーションの改善は大きな助けとなるだろう．施設の場合は，一部の人だけがこのような技法を習得するのではなく，施設全体で取り組むことが求められる．さらに地域包括ケアのもとでは，高齢者は一つの施設や医療機関だけではなく，多様な施設・サービス，多くの専門職者とかかわることになる．どれだけ広く多くの人が認知症の人に対する接し方を理解し習得しているかが，その地域の人の尊厳とQOLに大きく影響することになるだろう．　　　　　　　　　　　［小林道太郎］

【参考文献】
［1］　本田美和子ほか『ユマニチュード入門』医学書院，2014.
［2］　イヴ・ジネストほか，本田美和子監修，辻谷真一郎訳『ユマニチュード』トライアリスト東京，2014.

基本事項・コアカリ演習④

・「医療者‐患者関係におけるコミュニケーション」の項目内で扱い切れなかった
重要項目を以下に補った.

コミュニケーションの種類　(1) 対人距離：密接距離（恋人・家族）―個体距離
（親しい友人・知人）―社会距離（ビジネス・社交）―公衆距離（講演・演説）(2)
高コンテキスト・コミュニケーション（暗黙の共有知識への依存度が高い：日本
文化など）/ 低コンテキスト・コミュニケーション（暗黙の共有知識への依存度
が低い：欧米文化など）

対人関係における反応と心理的要因　(1) 他者に対する反応：攻撃的反応（自
分の考え・感情を相手に押しつけようとする）―間接的反応（言語的には直接的
攻撃を避けて，非言語的に攻撃する）―主張的反応（自分の考え・気持ちなどを
はっきりと主張する：アサーション）―非主張的反応（自分の考え・気持ちなど
を表に出さない）(2) 自尊感情（自己評価が高い / 低い）(3) ピグマリオン効果（予
想の自己実現の心理メカニズム）(4) ハロー効果（ある特性を高く評価すると他
の特性にも影響を与える心理効果）(5) ミラーリング効果（鏡に反射するように
相手の共感的繰り返しにより，話し手が自分の隠れた考えや気持ちを自覚できる
心理効果）

【問題1】　コミュニケーションに関する記述のうち適切でないものはどれか.
1. コミュニケーションにおいては言語的コミュニケーションより非言語的コ
ミュニケーションの影響の方が圧倒的に大きい.
2. 医師‐患者関係で患者中心の理想モデルとして共同参加モデルがある.
3. 開放型質問法では患者は医療者に大きくコントロールされてしまう.
4. 医療面接技法の支持的態度では患者の解釈モデルは否定されないで受け入
れられる.
5. 患者の心理状態への配慮としてリスニングスキルは不可欠である.

【問題2】　医療面接技法としての質問法に関係しないものはどれか.
1. 多項目質問法　　2. 自由質問法　　3. 重点的質問法
4. 誘導的質問法　　5. アサーション的質問法

【問題3】　倫理コンサルタントの核となるスキルや知識・人格性に関係しないも
のはどれか.
1. 問題対処能力　　2. 臨床現場への精通　　3. 保健医療制度への知識
4. チーム統率力　　5. 寛容さ

[松島哲久]

第4章

生命倫理の概観 ：歴史と展望

　生命倫理（bioethics）の誕生と発達はかなり複雑である．そもそも素性がよく分からない．それは特定の学問分野を指すのか，特別な社会運動を意味するのか，あるいは具体的な政策に関する議論なのか．そうした要素がすべて生命倫理には含まれている，と大雑把に言っても間違いではない．

　本章では，まず生命倫理の成立とその背景，その屋台骨となった「ベルモントレポート」と「4原則」が概説される．次いで「生命と人間の尊厳」「人権」「パーソン論」という，欧米の生命倫理学を哲学的に基礎づける理念や学説が紹介される．その上で近年の「グローバル・バイオエシックス」を模索する国際的な動向，および生命倫理と隣接する医療倫理と臨床倫理の新たな展開について，輪郭が描かれる．

　薬学生の皆さんには，そうした生命倫理のダイナミックな展開がこの半世紀にわたる社会変動や医療技術の発展と表裏一体であるという基本構図をよく理解してもらいたい．それが次章から個別的な問題を見据える際の視座となるからである．それと同時に，じつは生命倫理の問題が，特定の時代と社会を超えた「普遍性」をもつということにも，少しずつ思いをめぐらせてもらいたい．

[宮島光志]

1　生命倫理の成立とその背景

　「生命倫理」は，英語「バイオエシックス（bioethics）」の翻訳語である．日本では 1978 年に初めて大学の科目となり，1980 年代には社会的認知も得た．バイオエシックスに関する最初期の論考には，米国の生化学者ヴァン・R・ポッターの著書『バイオエシックス─生存の科学』（1971，訳書 1974）がある．ただし，ポッターは，今日一般に言われる生命倫理とは違い，生態学的な生物世界を重視する立場から生物学の知識と人間の価値を統合し，環境問題まで含めた「生存の科学」を企図していた．

　現在の生命倫理は，生命現象に関わる道徳問題を論ずる倫理学の一分野と見なされており，生命科学および保健医療における人間の行為を道徳的価値や原理に照らして検討し，学問分野の境界を越えた協力関係のもとで探究する体系的な学である．その成立は，1970 年代の米国で『生命倫理百科事典（*Encyclopedia of Bioethics*）』（全四巻，1972 〜 78）が編まれた頃のこととされる．

　学としての生命倫理が米国に登場した背景には，主に 20 世紀中葉の歴史的経緯と生物医学の技術的発展および人権意識の高まり等の社会的変動があった．

歴史的背景　生命現象を探究する科学研究の道徳問題は，人を対象とする実験的研究の場合に最も先鋭化したかたちで人々の意識にのぼる．例えば，1966 年にヘンリー・ビーチャーが論文「倫理学と臨床研究（*Ethics and Clinical Research*）」で指摘した，人を対象とする実験的研究の問題は，ジャーナリズムを通して大きく取りあげられ，一般市民の間でも論争を巻き起こした．1970 年代に入るとタスキーギ梅毒研究の内実が報道され，衝撃を与えた．そこで暴かれた生命科学の実態が，ナチスによる人体実験の恐怖を思わせたからである．

　第二次世界大戦後の世界は，ナチズムの時代に強制収容所で科学研究の装いの下になされた犯罪行為に対する反省から出発した（☞「ニュルンベルク綱領」）．だが，米国における「綱領」の影響は限定的だった．「綱領」は戦時中の特殊な逸脱行為を裁くための原則としては称賛に値しても，それ以外の通常の研究行為に対する規制としては医学の現状にそぐわないと判断されたからである．後に世界医師会が採択した「ヘルシンキ宣言」（1964）では，人体実験に対する厳格な規制の代わりに治療的研究と非治療的研究との区別が導入され，人に対する実験の許容範囲は大幅に拡大された．また，この頃になると，被験者保護をめぐる議論は医学研究全般や治療のあり方にも関わるようになり，後に生命倫理と呼ばれる学の輪郭が徐々に明確になってきた．

生物医学の技術的発達　1950 ～ 60 年代の米国では，DNA の二重らせん構造が発見され（1953），初の腎臓移植（1954），最初の有効な経口避妊薬の承認（1960）等，生命現象の科学的解明に基づく医療への応用が飛躍的に進んでいた．こうして人の生死に手を加えることが可能になるとともに，生命に対する人為的な操作の是非が新しい倫理的課題となった．その代表例は，いわゆる「神の委員会」をめぐる社会的議論である．1960 年，米国で慢性の腎臓病患者に対する人工透析治療が開発された．だが，シアトル市に設立された人工透析センターでは当初人工透析器の数が少なく，費用の問題もあって治療できる患者の数は限定的であった．そこで，どの患者に透析器を使用するかを決めるため，市民を含む多職種の委員会が社会的価値基準にもとづいて患者の選定を行った．委員会の活動が1962 年に『ライフ』誌上で報道されると，衝撃をもって迎えられ，特に患者の選定方法については批判が集中した．命を救うために開発された新しい技術は，限られた医療資源の公正な配分，および生命の人為的選択という新しい問題をもたらしたのである．ここにはまた従来の生命至上主義から生命の質（QOL）に基づく価値の比較考量へという現代医療の原理的転換が顕現している．しかも，「神の委員会」では，そのような質的選択が市民の手に委ねられた．このことが大きな反響を呼ぶとともに，医療における意思決定のあり方および生命現象の扱いに関する問題は，医療の専門職集団内に留まらず社会全体の問題となる．

社会的変動　生命倫理には，社会の変動を背景に社会の要請に応える社会倫理としての側面がある．1960 年代の米国では，社会的に弱い立場に置かれた人々が自らの権利に目覚め積極的に人権を主張し始めていた．特に黒人差別の撤廃を求める公民権運動の影響力は大きかった．時あたかも米国は苦悩と内省の時代である．50 年代の繁栄は過ぎて貧困が深刻な問題となり，ベトナム戦争の泥沼化と敗北が政府への不信と既成の価値に対する懐疑を生む．科学技術に基づく管理社会の限界は明らかであり，既存の権威も揺らぎ始める．残された可能性は，価値の多様性を認め，個人の問題を個人の決定に任せる道である．社会の葛藤を解くためには当事者が話し合い，納得できる方策を探るしかない．このような考え方は 60 年代後半に勢いを増した消費者運動とも相まって生命科学や保健医療の枠組みに大きな変化をもたらした．人を対象とする実験の権利も専門家である医師の権威も，厳しい吟味を経て規定し直されていった．科学や医学が直面する道徳問題の解決は，様々な分野の学者の知見や一般市民の意見に依拠する新しい学「生命倫理」の課題となったのである．　　　　　　　　　　　　　　　　[中澤　武]

【参考文献】

[1]　香川知晶『生命倫理の成立』勁草書房，2000.

2　ベルモントレポートと生命倫理の 4 原則

　「ベルモントレポート」は，米国で「国家研究法」（1974 制定）に基づいて設立された「生命医学・行動科学研究における被験者保護のための国家委員会」（以下「国家委員会」と略）が提出した報告書であり，人を対象とする医学研究における基本的な倫理原則を規定した包括的な文書（1979 公表）．人格の尊重・恩恵（善行）・正義の 3 原則を掲げる．

　一方，生命倫理の 4 原則は，ベルモントレポートの起草にも関わったトム・L・ビーチャムがジェイムズ・F・チルドレスとの共著『生命医学倫理』（1979 初版，訳書 1997）で提示した自律の尊重・無危害・恩恵（善行）・正義という原則である．ここでは，無危害の原則を加えた 4 原則を立てただけではなく，原則の応用範囲も医学・医療全般に広げられている．同書とそれに先立つベルモントレポートは，ともに米国の文化的伝統に根ざして社会倫理の価値観を析出し，個々の道徳問題を解決に導く規範的な枠組みを示した．このように，個々の具体的な問題を倫理原則にさかのぼって統一的に分析し，行為や判断の正当化根拠を見出そうとする考究姿勢（原則主義）は，生命倫理の成立期から現在までを貫く特徴の一つである．

ベルモントレポート　1972 年にタスキーギ梅毒研究の実態が報道されると，米国社会には衝撃が走った．これをきっかけに「国家研究法」が成立し，生命医学研究で被験者の権利と福祉をどのように守るかという問題が広範な議論を呼んだ．人を対象とする実験研究の道徳問題は，同法の成立とともに専門家集団の内部から一般社会へと開かれることになった．

　国家委員会の委員には医学者だけでなく法律家や倫理学者，神学者なども含まれた．委員会は連邦議会から「被験者を用いる生命医学と行動科学の研究実施に必要な基本的倫理原則を明らかにし，そのような研究において守るべき指針を作成する」という課題を与えられていた．そのため関連文献を分析し討議を重ね，専門家の意見を聴取するとともに一般人から寄せられる声にも耳を傾けた．このような前例のない「倫理の実践（doing ethics）」の中から最終的に抽出されたのが前記の 3 原則である．その中で，人格の尊重とは，道徳的主体としての人格を尊重することであり，恩恵は，研究における被験者の最大利益を確保しようとする配慮を意味する．正義とは，配分における公正のことである．人が正当に受ける資格のある利益を理由なく拒絶され，不当に負担を課されるときには不正義が生ずる．人を対象とする実験研究の歴史において，被験者となる負担が概して社会的立場の弱

い人々に課されたのに対して，改善された医療による利益は主として裕福な個人負担の患者によって享受された．だが本来，同等のものは同等に扱われるべきである．この意味で，正義は人を対象とする研究において重要な原則なのである．

　一般的原則の応用として，ベルモントレポートは，インフォームド・コンセント，リスクおよび利益の評価，対象者の選択という3つの下位原則を導き出している．

　まず，人を対象とした研究で人格を尊重するためには，被験者が熟慮のうえに行動するだけの十分な情報を与えられ，その情報を適切に理解し，強制や不当な影響に束縛されない状況で研究への参加の可否を選択できる必要がある．

　次に，このインフォームド・コンセントの過程で，研究に関するリスクと利益が系統的に検討されなければならない．リスクとは，危険が生じる可能性であり，利益とは，健康や福祉に関連した肯定的価値のことである．様々な種類の（心理的・身体的・法的・社会的・経済的）リスクと，それに対応する利益が考慮されるべきである．

　最後に，正義の原則は，研究対象者の選択手続きとその結果について公正を要求する．特定の個人の利益を図り，その他の好ましくない人々だけにリスクを負わせてはならない．差別や偏見に流されて特定の社会階層や集団だけを被験者とするのは不公正である．傷つきやすい立場の人々（人種的少数派，貧困層，施設入所者など）を対象とする研究は，正義の観点から特に注意を要する．

生命倫理の4原則　人を対象とする研究に関しては，問題解決のために原則の果たす役割が重視された．ビーチャムとチルドレスは『生命医学倫理』でそのような原則の応用範囲を生命倫理全般に拡張し，原則の取り扱いにも修正を加えた．

　例えば，ベルモントレポートで人格尊重原則の要件とされていた自律の尊重は自由の概念と結びつけられ，新たな原則として立てられた．これによれば，自律的個人が熟慮のうえで自由に選択した行動や判断は，適正に評価され承認されるべきである．また，ベルモントレポートが無危害原則を含むかたちで恩恵原則を考えたのに対して，ビーチャムとチルドレスは無危害と恩恵を区別して，害悪を与えてはならない（無危害）という原則に，恩恵の原則（害悪を避け，善を促進せよ）よりも強い意味を与えている．最後に，正義の原則は，社会的な利益と負担が公平適切に分配されることを要求している．

　以上の4原則によって，医学や医療の倫理問題を体系的に分析するための理論的基礎が与えられた．こうして生命倫理は場当たり的な状況倫理に陥る危険を免れ，社会の道徳的原則との結びつきを得て，一つの応用倫理学として確立されたのである．　　　　　　　　　　　　　　　　　　　　　　　　　　　　［中澤　武］

【参考文献】

［1］　アルバート・R・ジョンセン，細見博志訳『生命倫理学の誕生』勁草書房，2009.

3　生命と人間の尊厳：生命の神聖（SOL）と生命の質（QOL）

　新しい技術は，新しい問いをもたらす．20世紀の後半以降，生命現象の科学的解明が飛躍的に進み，生命に対する人為的操作の是非が新しい倫理的課題として社会的な議論の的となった．腎臓透析器利用の配分が問題となった，いわゆる「神の委員会」をめぐる議論はその好例である．1960年に米国で慢性の腎臓病患者に対する人工透析治療が開発されたが，当初は治療できる患者数が限られていた．そこで，市民を含むメンバーからなる委員会が設けられ，社会的価値基準に基づいて「誰が生き，誰が死ぬか」の選定を行った．これが1962年に報道されると，「神を演じる（play God）」委員会には批判が集中した．ここには，旧来の生命至上主義から生命の価値の比較考量へという現代医療の原理的転換が顕現している．

生命の神聖（SOL）　「神を演じる」ことが，なぜ問題なのか．古来，生死は神の専権事項と見なされたからである．生命は至高の存在に由来するがゆえに尊い．しかも，人間以外の生き物とは違い，人間の生命には特別な価値がある．これを英語で「サンクティティ・オブ・ライフ（sanctity of life: SOL）」（生命の神聖）と言う．SOLの概念には二重の意味がある．一方では，すべての人間が他の生き物とは違う特別な価値（「人間の尊厳」）を認められており，他方では，そのような人間の命が「神聖」なものと見なされている．SOLがこのような意味を持つのは，これがヨーロッパの哲学的・宗教的人間観の伝統に根差した概念だからである．すなわち，SOLは「人間の尊厳」という哲学的概念を背景とした，ユダヤ・キリスト教の人間観を受け継ぐ概念なのである．

　「人間の尊厳」は，理性の働きとそれに基づく道徳的な気高さに人間だけの特別な価値を見出す古代ギリシア・ローマの哲学的人間観に由来している．この概念には，人間とその他の生き物を区別する差別化と，すべての人間に等しく絶対的価値を認める無差別の働きという二方面の働きがある．また，人間の生命が神聖と見なされるのは，人間がそもそも神に似せて造られ，「神の像（imago dei）」を体現した存在だとするユダヤ・キリスト教の人間観によるものである（『旧約聖書』の「創世記」を参照）．

　このように，SOLは，人間と人間以外の生命との間に絶対の差別と価値の序列を設けることなのだから，日本の伝統的な生命観からすれば異質な思想と言えるだろう．たとえば，古典の中には，生きとし生けるものの苦しみに共感し畏敬する人々の姿がある（平安時代の仏教説話集『日本霊異記』など）．現代でも，ペット動物の葬儀や実験動物の慰霊祭は珍しくない．人間の命だけに限らず，す

べての命は壊れやすく，はかない．だからこそ命は尊く，ときには畏敬の対象ともなる．死を免れず限りある存在としての命に対する共感的姿勢は，日本の伝統的な道徳意識の基礎となっている．

　とはいえ，SOL という言葉は，日本でも医の倫理との関連で用いられてきた．医療の現場では，人命を最大限尊重することが当然の義務と見なされていた．20 世紀の中頃まで日本人の平均寿命が 50 歳程度だったことを思えば，延命こそが至上の価値とされたのも不思議はない．ましてや，「ヒポクラテスの誓い」にもある通り，医の倫理の基本は無危害および善行である．そこには，人為的な生の中断を許す余地などなかったのである．だが，医療の技術が急激な進歩を遂げると，たとえ患者の死期が近づいても本人の意思を十分確認しないままに無理な延命治療を続ける例が目立つようになる．

生命の質（QOL）　死期の近づいた患者に延命治療を施し，命を技術的に引き延ばすのが善なのだろうか．むしろ患者が残された日々を納得して生きられるように支援するほうが善いのではないだろうか．例えば米国のカレン・アン・クィンラン裁判（1975 ～ 76）などをきっかけとして，患者の自己決定権を尊重し，患者本人の「クオリティー・オブ・ライフ（quality of life: QOL）」（生命の質）を重視する意見が広まってきた．終末期医療で延命措置の継続か中止かの選択を迫られた場合に，耐えがたい身体的苦痛の状態にある患者本人が自分の生命を生きるに値しないと判断するときは，無益な延命措置を中止する選択肢も考えられる．現在では QOL は生命倫理のキーワードと目され，延命こそが善とする考えから患者本人の判断による QOL 重視の医療へと，医の倫理観は大きく変化している．

　ところで，病気からの回復をめざしてより良い治療法を検討したり，あるいは高齢者福祉の分野で要支援者の生活のしやすさを重視したりする場面では，QOL は，その患者や要支援者の主観的・心理的な満足度を意味している．このとき，QOL とは「生活の質」である．また，ホスピス・緩和ケアとの関連でも QOL が問題になる．このような場面では，死期の迫った患者および家族に対して，身体的側面や心理的・社会的側面などの多様な方面から総合的に支援を行い，本人の QOL を少しでも高めることがケアの目的となる．

　いずれにせよ，生活の質としての QOL の良し悪しや，生命の質としての QOL が生きるに値する価値を意味するか否かは，他人が一方的に判断するべき問題ではない．大切なのは，医療や福祉の対象となる人が，自分の人生観や価値観に基づいて「これでよい」と納得できる生（生活，人生）を生きることなのだ．そのような QOL の本来的意義を理解した上で，本人の判断を十分に尊重した医療的措置や福祉の支援が求められているのである．　　　　［中澤　武］

【参考文献】

［1］　ヘルガ・クーゼ，飯田亘之ほか訳『生命の神聖性説批判』東信堂，2006.

4 パーソン論と人間の権利

人工妊娠中絶の可否　パーソンは英語で，人を意味する．では，人とは何か．例えば私は人であり，読者も人である．人であるかどうかが問題になるのは，胎児の場合である．胎児は人か．一説によると，胎児は人ではなくて母体の一部にすぎない．したがって，妊婦は，髪の毛を切ってもらったり歯を抜いてもらったりできるように，胎児を取り除いてもらうこともできる（選択権擁護の立場）．しかし，別の一説によると，胎児は人である．したがって，赤ちゃんを殺すことが殺人であるのと同じように，胎児を殺すことも殺人である（生命権尊重の立場）．では，どちらの説が正しいのか．

　この難しい問題に，アメリカの連邦最高裁判所は，巧妙な解決案を見出した（ロー対ウェイド事件判決，1973）．すなわち妊娠期間を3つに分けて，初めの3分の2の間は妊婦の個人権——私的なことを自分で決める権利——を尊重するべきであり，最後の3分の1の間は政府が胎児の生命を保護することができると判示した．しかし，どうして初めの3分の2の期間と最後の3分の1の期間に分けるのだろうか．その一応の理由付けは，胎児が母体外で生存できるかどうかということであった．胎児が母体外で生存できる——このことを母体外生存可能性（viability）と呼ぶ——ならば，胎児は独立の存在であり，母体外で生存できなければ，母体の一部だということだろう．しかし，胎児が母体外で生存できるかどうかは，胎児を母体外で生存させる技術に依存する．結果的に，胎児が母体外で生存できるようになるのは1970年代には妊娠24週からと考えられていたが，1990年代には妊娠22週からと考えられるようになった．このように，人であるかどうかが技術に依存して変わるというのも奇妙な話である．ということは結局のところ，胎児が母体外で生存できるかどうかというのは，胎児の発達段階における重要な違いというよりも便宜的な理由付けにすぎないということである．

パーソン論　実は，英語のパーソンはラテン語のペルソナに由来し，ラテン語でペルソナは，仮面，登場人物を意味する．それが道徳的世界に適用されれば，道徳的世界の人物，道徳的世界で一定の権利が認められる者（人格）を意味する．この意味に照らせば，問題は，胎児が人かどうかというよりも，胎児に一定の道徳的権利があるかどうかである．では，どのような者に道徳的権利があるのだろうか．道徳的権利がある者とない者の間には，どのような道徳的に重要な違いがあるのだろうか．道徳的に重要でない違いは分かる．例えば肌の色は道徳的に重

要な違いでない．人種や性別も道徳的に重要な違いではない．さらに言えば，二本足で歩くかどうかも道徳的に重要な違いではない．二本足で歩こうと杖を使って三本足で歩こうと車椅子に乗って移動しようと，道徳的権利の点で違いは生まれない．

　私や読者は，明らかに，道徳的世界の人物で，権利——とりわけ生命権などの基本権——がある．では私たちの顕著な特徴は何だろうか．私たちの顕著な特徴は，意識・感覚があり，言語によって概念的・理性的に考えることができることである．自己意識が挙げられることもある．たしかに，こうした特徴を備えていれば，相手が何人（なんびと）であっても宇宙人であっても，私たちと同じように権利が認められるだろう．反対に，胎児には言語や理性的思考力，自己意識がないので，権利も認められない．この基準に照らせば，胎児には権利がないので，胎児を殺してもよいということになる．

　こうした論法——パーソン論と呼ばれる——が適用されるのは胎児に限らない．不可逆的昏睡状態の人にも適用される．不可逆的昏睡状態（脳死）の人は人であっても，上記のような精神作用が見られない．よって不可逆的昏睡状態の人は，もはや道徳的世界の人物（人格）ではなく，権利がないので，移植のために臓器を取り出してもよいと考えられるのである．

　しかし，この基準は厳しすぎる．この基準に照らせば，私たちが通常権利があると思っている多くの人に権利が認められないことになってしまう．例えば，赤ちゃんである．赤ちゃんにも，言語や理性的思考力，自己意識がないので，権利がないことになる．知的ないし精神的障害があって理性的思考力や言語能力がない人も，権利がないことになる．認知症の人も同様だろう．

基本的権利が認められる資格　こうして，たしかに，もし何者かに言語や理性的思考力，自己意識があれば，その者には権利が認められる．つまり，この基準は権利のための十分条件である．しかし，必要条件ではない．つまり，言語や理性的思考力，自己意識がなくても権利が認められる場合がある．では正確に言って，どのような者に権利が認められるのだろうか．どのような者が，権利が認められる資格があるのだろうか．これは，生命権などの基本権の根拠は何かという問いになる．言語や理性的思考力では強すぎ，生命では弱すぎる．そこで有力な候補として浮かび上がるのが意識・感覚である．私たちは意識・感覚があるから，殺されることや傷つけられることがとんでもない被害，最低限の意味でもまっとうな生活を不可能にする権利侵害になるのである．このように考えれば，不可逆的昏睡状態の人に権利がないこと，重い知的障害のある人にも権利があることが説明できる．この権利の根拠は宇宙人にも適用される．当然，人間以外の動物にも適用される．こうして，人間の権利から動物の権利という考えが重大な可能性として注目されるようになってきたのである．　　　　　　　　［浅野幸治］

5　グローバル・バイオエシックスの模索

グローバル時代の到来　20世紀には，鉄道や車，航空機などの輸送や移動の技術が著しい発展を遂げ，21世紀を迎える頃には急速にデジタル技術が一般社会にも浸透して，今日では膨大な人や物，金，情報が国や地域を越えて行き交うようになってきている．それに伴い，多くの事柄が世界規模で影響し合うようになり，世界のグローバル化が進行している．通信の発達によって世界のどこにいても多くの人と繋がることができ，どこからでも欲しい物や必要な情報へのアクセスが可能である．しかしその一方で，世界の境界が曖昧になり，国家や地域を越えて，環境問題，資源問題，開発問題，人口問題などが起こり，社会や文化の違いから国際紛争も起こっている．そしてIT技術の発達に伴い，インターネットを通して見えない存在からの組織や個人への攻撃や，プライバシーを侵害するような事柄も多く見られる．人の活発な移動は動植物の移動にも繋がり，生態系にも影響を及ぼし，細菌やウィルスを広範な地域へ拡散することなる．こうした地球規模での問題を解決するためには，個人や一国家，一地域の自律性や権利に重点を置く倫理的思想を越えて，将来を見据えた地球規模（グローバル）での利益や幸福を模索する生命倫理（バイオエシックス）が重要になる．

グローバル・バイオエシックスの起こりとその後の動き　「バイオエシックス」は，ヴァン・R・ポッターによって創設された言葉である．彼は1971年に*Bioethics, Bridge to the Future*（邦題：『バイオエシックス—生存の科学』）を出版し，人口増加，資源の乱用，環境破壊などの地球規模の倫理的課題に着目した内容だった．そして彼が1988年に発表した著書の題名は，まさに『グローバル・バイオエシックス（*Global Bioethics*）』であり，それまで以上に環境倫理的問題に焦点を当てた内容だった．またグローバル・バイオエシックスの推進には1993年に設立されたユネスコの国際生命倫理委員会（IBC）の貢献も大きい．IBCは各国の生命科学やそれに関連する研究分野の専門家たちで構成され，人の尊厳や自由の確保など人権問題を中心とした地球規模の生命倫理の課題に取り組んでおり，様々な宣言や報告書を出すことでグローバル・バイオエシックスの基準の構築をすすめてきた．

医療ツーリズム　資本や市場経済のグローバル化および社会のデジタル化が進むことで，地球のボーダーレス化も加速され，21世紀を迎えて，多くの問題が一定の国や地域に留まらず，諸外国にもますます影響を与えるようになってきた．そして，近年の生命科学や医学の発展によって起こっている出来事もグローバル・

バイオエシックスの重要な課題となっている．例えば医療に目を向けると，医療システムの違いや医療資源の分配，医療費の問題，法的な制限などを理由に，国内で受けられない医療を国外に求めて渡航する医療ツーリズムが近年興隆している．これまでなら，自国では医療を受けられないために，あきらめざるを得ないような状況にあった人々が，国外で希望する医療を受けることが可能となったからだ．しかし多くの場合，医療ツーリズムの利用には多くの費用がかかり，個人の経済力のみならず，国家間の経済格差から，医療へのアクセスの機会にも不公平が生じている．例えば生存のため臓器移植を必要とする患者が，自国の臓器不足から，他国で臓器提供を受けることがある．こうした移植ツーリズムの利用者と提供する側には経済的な格差があることが多く，貧しい国の患者はたとえ自国に提供用の臓器があっても，経済的にその恩恵を受けられず，他国の患者にその臓器が提供されるようなことも起こる．また自国では臓器は無償での提供が基本でも，渡航先では臓器売買に関わるという倫理的な問題も生じる．

　生殖医療でも，第三者の精子や卵子の利用や代理出産等，自国では禁止されていたり医療費が高額であるという理由で，国外へ渡って希望の医療を受ける生殖医療ツーリズムが興隆している．利用者の出身国と提供者や代理母の暮らす地域の間には経済格差があることが多く，強者による弱者への搾取の構図ができやすい．そして生まれてくる子どもも，両国間の親子関係などの法的扱いの違いから不利益を受けることがある．

世界的パンデミック　2019 年の暮れに中国の武漢で発生したとされる新型コロナウィルスの感染症は，2020 年に入り瞬く間に世界中に拡大した．多くの国が国外からの渡航者の受け入れ拒否や入国制限，自国からの渡航の禁止や制限を行い，国民に対しても外出制限や禁止措置を講じて国内での感染拡大防止に努めた．しかし，検査体制や医療システム・医療デバイスの充実度，感染者数や感染地域に関する情報発信のあり方，消毒薬やマスクの供給，経済活動や国内封鎖に伴う経済的損失を補うための経済支援策への取り組み，感染症に関する国民の意識や知識，手洗いやマスク着用の習慣の違いによって，感染の広がりには大きな差が生じた．各国とも自国の存亡のために経済活動と感染拡大の防止の両立という難題が突きつけられ，たとえ自国で感染症が終息したとしても，他国でなお感染者が多ければ，グローバルな活動の再開は難しく，自国の苦境が継続する．まさにグローバル・バイオエシックスの重要性を改めて認識する出来事となった．

地球温暖化　近年，環境破壊に起因する地球温暖化の影響で，世界各地で甚大な被害を伴う自然災害が発生している．温暖化の進行を阻止するためには，世界規模で二酸化炭素の排出量の削減や森林破壊の阻止などに取り組まなければいけない．しかし自国の利益のために環境問題に向き合わない国があれば問題の解決は難しい．これもグローバル・バイオエシックスの重要な課題である．［仙波由加里］

6 　生命倫理と医療倫理・臨床倫理

生命倫理　生命倫理は，「生命」を意味する「バイオ（bio）」と「倫理」を意味する「エシックス（ethics）」が結びついて作られた「バイオエシックス」という語の日本語訳である．1970 年代，米国の生化学者，ヴァン・R・ポッターがこの「バイオエシックス」という語を生み出した．ポッターは環境問題を提起する中でこの語を用いたが，環境問題等に加え，医療の分野で脳死者からの臓器移植，尊厳死，遺伝子組換え，体外受精など，新しい技術が次々と登場し，人はどこまで生命を操作してよいかというこれまでにない新たな生命観や倫理観にも触れる問題が出てきた．米国ではジョージタウン大学ケネディー研究所のウォーレン・T・ライクが編集主幹となって，1978 年に『生命倫理百科事典（*Encyclopedia of Bioethics*）』がまとめられ，この発行によってバイオエシックスは新しい学問として認知されるようになった．『生命倫理百科事典』の執筆には，医学や科学に加え，哲学や人文社会科学，法学や宗教学，文化人類学など様々な研究分野の専門家が参加し，バイオエシックスは学際的な研究形態をとるようになった．

　日本でも 1978 年に上智大学に生命科学研究所が設立され，大学院に生命科学専攻の開設を申請して，その専攻の中でバイオエシックスという分野の創設を構想していた．しかし当時，生命科学はまだ学問分野として定義されていなかったため，専攻名を生物科学専攻とし，専攻内の分野名も日本語での表記を求められたため，バイオエシックスを生命倫理と邦訳して設置が認可された．そしてこれ以降，日本でも「生命倫理」という言葉が知られるようになったのである．

医療倫理　1979 年，米国ではトム・L・ビーチャムとジェイムズ・F・チルドレスが *Principle of Biomedical Ethics*（邦訳『生命医学倫理』1997）を出版し，これがバイオエシックスの成立に大きな影響を与えた．ビーチャムとチルドレスはその著作の中で，自律尊重原則（Respect for Autonomy），無危害原則（Nonmaleficence），仁恵（善行または恩恵）原則（Beneficence），正義原則（Justice）の 4 つを基本原理として体系的な理論を構築し，医療や医学研究で起こる様々な問題についてこれらの原理を使って理詰めで議論し，適切な方針を求める姿勢を示した．

　米国では 1960 年代に起こった公民権運動等の影響を受け，1970 年代に入ると患者や被検者の人権問題にも目が向けられるようになり，医療の現場で理不尽な扱いを受け，人間性すら軽視されている患者が存在することが問題となった．そして医学研究や医療の現場では，医療従事者たちが医療関連の知識や技術，経験だ

けでは対処できないような倫理的問題に対応する必要性から医療倫理が取り上げられるようになった．医療現場では倫理的ジレンマも多く，問題に直面したときに多様な価値観に配慮しながらも，患者の利益優先を第一に普遍性の高い判断が求められる．医療倫理では自律尊重原則，無危害原則，仁恵原則，正義原則の 4 つの基本原則を用いて問題を検討するが，いずれの原則を優先させるかが問題となることが多い．医療従事者のみならず，科学，倫理，法律，社会学，文化人類学，宗教学，哲学などの専門家も加わって問題を検討し，彼らの議論が医療機関の施設内倫理委員会や施設の指針づくり等に生かされる．医師の専門職倫理は「ヒポクラテスの誓い」によって医師の誓いという形で古くから存在し，無危害や仁恵，正義を中心とする倫理規範を中心に，この誓いが医師たちの間では重視されてきた．しかし，戦後，医師によるパターナリズム（温情的父権主義）が問題視されるようになり，医療倫理では，患者や被験者の自己決定や自律の尊重を重視し，多くの専門家が医師と共に最善の結果を求めるための理論として注目されている．

臨床倫理　1980 年代初め頃には臨床倫理という新たな倫理分野も現れた．これは医療現場での倫理問題をはらむ具体的な事例に対し，実践的な対応を求める場合に使われる．患者への告知のあり方，病状や予後についての情報提供のあり方，治療や検査の選択など個別の事例を扱う．現場の医師・看護師をはじめ，薬剤師，理学療法士，介護福祉士，臨床心理士や，倫理，法律，社会学，文化人類学，宗教学，哲学などの有識者が参加し，その事例の特殊性に焦点を当て，どのような対応や治療方針をとれば患者にとって望ましい結果となるかが検討される．多くの有識者が検討に加わるのは，医療の現場スタッフだけの判断では日々接する患者への特別な思いなどから客観的かつ中立的な判断が難しい場合もあることや，その病院の職場環境や権力構造によるバイアスのかかった決定を回避するためでもある．臨床倫理の方法論には，原則論アプローチ，現象学的アプローチ，ナラティブアプローチ，解釈学的アプローチ，討論倫理学的アプローチ，ケア倫理学的アプローチ等多様な形式があるが，最も利用されているのがアルバート・R・ジョンセンの四分割法であろう．

　生命科学の進歩やより良い医療を求める時，特に医療従事者はこうした倫理的な問題への対処能力を高める必要があり，他分野の有識者の参画も不可欠である．　　　　　　　　　　　　　　　　　　　　　　　　　　　　　[仙波由加里]

【参考文献】
［1］　大林雅之「生命倫理（バイオエシックス）の発展と医療倫理」箕岡真子編著『生命倫理 /
　　　医療倫理—医療人としての基礎知識』日本医療企画，pp.2-6，2010.
［2］　瀬戸山晃一「臨床倫理」丸山マサ美編著『バイオエシックス—その継承と発展』川島書店，
　　　pp.143-167，2018.

基本事項・コアカリ演習⑤

生命倫理の成立と発展に関する略年譜―重要事項の抜粋（補足を含む）

1947 年　「ニュルンベルク綱領」→正当な人体実験の諸条件を提示，自発的同意の絶対性

1964 年　「ヘルシンキ宣言」（世界医師会）の初版→人体実験を含む医学研究の倫理原則

1966 年　H. ビーチャー「倫理［学］と臨床研究」→非倫理的な人体実験について現状分析

1971 年　V.R. ポッター『バイオエシックス―生存の科学〔邦題〕』→価値の観点を重視

1973 年　ロー対ウェイド事件判決→パーソン論に関する母体外生育可能性の基準を提示

1978 年　W.T. ライクら『生命倫理百科事典』初版→体系化の推進，第 3 版の邦訳刊行

　　　　　「ベルモントレポート」→研究倫理の 3 原則，研究と治療の区別などの論点

1979 年　T. ビーチャム＆ J. チルドレス『生命医学倫理』初版→米国流 4 原則の提示

1982 年　A. ジョンセンら『臨床倫理学』初版→ 4 分割表を活用した実践的な症例検討

1988 年　V.R. ポッター『グローバル・バイオエシックス』→環境倫理と医療倫理の統合

1993 年　ユネスコ国際生命倫理委員会→生物学や遺伝学の社会的な影響を倫理的に考察

1998 年　「バルセロナ宣言」（ヨーロッパ委員会）→「自律・尊厳・統合性・脆弱性」

　　　　　という（生命法に関する）ヨーロッパ流の 4 原則を独自に提示

2005 年　「生命倫理と人権に関する世界宣言」（ユネスコ）→第 3 条「人間の尊厳と人

　　　　　権」から第 17 条「環境，生命圏および生物多様性の保護」に至る 15 原則を

　　　　　提示

【演習 1】　次の事項のうち生命（医療）倫理の 4 原則に含まれないものはどれか．

　　1．自律尊重　　2．人権　　3．正義　　4．善行　　5．無危害

【演習 2】　米国を中心とする生命倫理の歩みについて誤っているものはどれか．

　1．Bioethics は発案の当初から環境倫理的な問題意識が強かった．

　2．生命倫理は，倫理学の専門家たちの学術的な議論から生まれた．

　3．「医学研究の倫理」と「医療行為の倫理」は密接に関連していた．

　4．米国の生命倫理は一枚岩ではなく，複数の潮流によって担われてきた．

　5．米国の生命倫理を意識しながら，欧州でも独自の生命倫理が模索されてきた．

【演習 3】　A. ジョンセンらの 4 分割法（症例検討シート）に含まれないものは

　　　　　どれか．

　1．医学的適応　　2．患者の意向　　3．周囲の状況　　4．人格の尊重

　5．生活の質（QOL）

【演習 4】　患者の人生全体に対する共感的な理解を重視するアプローチはどれか．

　1．義務論　2．原則主義　3．功利主義　4．徳倫理　5．ナラティブ（物語論）

　　　　　　　　　　　　　　　　　　　　　　　　　　　　　　　　　　［宮島光志］

第5章

生殖医療と生命倫理

　皆さんもどこかで「生老病死」という言葉を見たり聞いたりしたことがあろう．これは仏教に由来する成句で「四苦」とも呼ばれる．たしかに，老いて，病んで，死にゆく苦しみは，人生経験の程度によらず，よく分かる気がする．だが，最初の「生」が苦しみであるとは，何を意味するのだろか．

　生命あるものは地上に生を享けては死にゆき，その繰り返しで連綿として生命を受け継いできた．生殖は本来，増殖・繁殖を意味したと思われるが，現実の日本社会は少子高齢化の問題に苦慮している．そうした状況下で，生命の誕生をめぐる社会的な議論がますます複雑になってきている．

　お産は病気ではないと言うが，妊娠・出産にともなう労苦は，その経験者しか知り得ないであろう．不妊のカップルはその治療で何重もの困苦に直面し，胎児診断で陽性の判定を受けたカップルは産むか否かの決断に苦悩し，他方で望まない妊娠によって苦境に立たされている女性も少なくない…．

　本章を読み進めると，性にまつわるデリケートな話題が何とも即物的に議論されていて，面食らうかも知れない．生殖医療は諸々の苦と背中合わせでも，人間の親密さと温もりを基盤として，生命の継承を約束しうるであろうか．[宮島光志]

1　人工授精・体外受精

不妊と不妊治療　妊娠は，男性の側で精子が射出されこれらの精子が女性の卵管に移動していること，女性の側で排卵が起こり卵管内に卵子が取り込まれていること，卵管膨大部で精子と卵子が結合し受精卵ができること，受精卵が卵管内で分割を繰り返しながら子宮へと移動し子宮内膜に着床することという一連のプロセスを経て成立する．これらのどこかがうまくいかないと妊娠しない．

　医療では「不妊症」とは，生殖可能な年齢にある男女が避妊せずに性交しているが一定期間（日本産科婦人科学会では 12 ヶ月間）妊娠しない状態を指す．不妊の原因は女性にあるとされがちであったが，現在では男性（性機能障害，造精機能障害，加齢など）・女性（内分泌因子，卵管因子，子宮因子，加齢など）・双方が原因となりうる，もしくはどちらにも特定の原因が見あたらないが不妊の場合があると知られている．10 組にひと組が不妊のカップルとされる．

　不妊への治療全般を不妊治療という．超音波機器で卵巣を観察し排卵の時期に合わせて性交を試みるタイミング法や排卵誘発剤の使用などが奏功しない場合に，人工授精，体外受精が行われる．体外受精，顕微授精，着床前診断など，生殖目的でのヒトの卵子や精子，受精卵の操作を含む一連の治療的介入は ART（Assisted Reproductive Technology；生殖医療，生殖補助医療）と呼ぶ．

人工授精　マスターベーションにより得られた精液に培養液を加え遠心分離器にかけ運動精子のみ濃縮し（精子洗浄濃縮法），子宮腔内に注入する方法である．通常の性交と比べて，精子の移動距離を短縮でき，より多くの運動精子が卵子のもとに到達するため，受精の可能性を高めることが期待される．性交なき生殖を可能にする技術であるため，第三者からの精子提供や，人工授精型代理出産のきっかけとなったといえるだろう．子を望むカップルの男性の精子を用いる人工授精を AIH（Artificial Insemination by Husband），第三者から提供された精子を用いる人工授精を AID（Artificial Insemination by Donor）と呼ぶ．

体外受精・顕微授精　体外受精・胚移植（In Vitro Fertilization-Embryo Transfer：IVF-ET）とは，卵巣刺激法により複数の卵胞の発育を促し，排卵直前の成熟卵子を膣から穿刺して採卵，人工授精と同様に調整した精子を混ぜ受精を待つ．培養を続け，受精卵が 3 日目の 8 細胞期から 5 〜 6 日目の胚盤胞期に至ったうえで子宮に移植するという一連の方法である．日本では，多胎妊娠予防のため，移植される受精卵は原則一つとされ，複数できた受精卵は凍結される．

　1978 年イギリスの産婦人科医パトリック・ステプトーと生物学者ロバート・

エドワーズ（2010年ノーベル生理学医学賞を受賞）によって，世界初の体外受精児が生まれた．日本の第一例は1983年である．同年，オランダで凍結胚移植による出産，翌年オーストラリアで提供卵子を用いた体外受精による出産があるなど関連技術の発展に伴い，1990年代以降，世界に普及した．

体外受精という技術は，卵子提供や，体外受精型代理出産のきっかけとなったのみならず，さらには受精卵が医科学研究の対象となる可能性も生んだといえよう．

顕微授精（細胞質内注入法；Intracytoplasmic sperm injection：ICSI）とは，体外受精と同様に採卵し，細いガラスのピペットに吸い込んだ精子を顕微鏡下で卵子細胞質内に直接注入し受精卵を作成する方法である．1992年ベルギーで初めての子が生まれた．卵子と精子を混ぜて受精を待つ体外受精では一定数の精子が必要だが，顕微授精では精子が一つ得られれば受精が可能である．乏精子症や精子無力症などの男性不妊への治療法として開発されたが，体外受精よりも受精卵ができる確率が高く，現在は男性不妊に限らず広く用いられる．

日本の状況　2016年，世界全体で約280万周期のARTが実施され，日本は中国（約90万周期）の次に実施数が多い（約45万周期）[1]．2018年には体外受精，顕微授精，凍結胚移植合わせて45万4893周期が行われ，5万6979人が出生した（日本産科婦人科学会）．生まれた子の約87％は凍結胚移植による．

長らく，日本産科婦人科学会の見解がガイドラインとして機能してきた．「『体外受精・胚移植』に関する見解」（1984）では婚姻夫婦だけが受けられるとされたが，2014年に事実婚夫婦にも拡大された．第三者の関わる生殖医療では，「代理懐胎に関する見解」（2003）により代理出産の実施が認められておらず，「『非配偶者間人工授精と精子提供』に関する見解」（1997，改定2015）により提供精子を用いた人工授精が一定の条件下で容認された．卵子提供については，「『体外受精・胚移植』に関する見解に対する考え方」（1984）により，受精卵は卵子を採取した母体に戻すという原則が示され，認めないと解されてきた．なお，2003年に厚生労働省厚生科学審議会生殖補助医療部会は第三者からの提供を伴う生殖医療を容認するという報告書を公表した．2020年12月成立の「生殖補助医療の提供等及びこれにより出生した子の親子関係に関する民法の特例に関する法律」で法整備がなされ，第三者からの提供により生まれた子の親子関係について，産んだ女性が母，提供を受けることに同意した夫が父と定められた．第三者の関わる生殖医療により生まれた子の法的地位の安定が期待される一方で，出自を知る権利など未定部分が多いことが批判されている．　　　　［小門　穂］

【参考文献】
[1]　ICMART, World Report: ART 2016, 2020.（https://www.icmartivf.org/reports-publications/）
[2]　石原　理『生殖医療の衝撃』講談社現代新書，2016.
[3]　加世木久幸・佐藤隆宣監修，高橋茂樹編著『婦人科』第2版，Step series，海馬書房，2012.

2　生殖革命・精子バンク・代理出産

生殖革命　体外受精とその関連技術は，親子や家族に関する社会文化的な価値観の変容を伴い普及してきた．生殖革命を推進する技術革新として，顕微授精と精子・卵子・受精卵の凍結融解をみておこう[1]．

　顕微授精の登場は，より多くのカップルに生殖医療の助けを借りて子を持つという希望を与え，男性不妊に注目を集めた．精液内に精子が見つからなくとも，手術で肉眼的に精巣を観察し成熟精子を取り出す精巣内精子採取手術（**TESE**）や，顕微鏡で精巣を観察し精巣内にある成熟精子を採取する顕微鏡下精巣内精子採取術（**MD-TESE**）と顕微授精を組み合わせることで，従来は子の望めなかった男性不妊のカップルも受精卵を得る可能性がある．なお，男性不妊でも女性の身体が生殖医療の対象となることに留意したい．

　精子や卵子，受精卵の凍結融解技術も生殖医療の風景を大きく変えた．受精卵凍結は，身体の状態を整えたうえで融解移植できるため，広く普及した．一度に移植する受精卵を減らすことで，多胎妊娠も予防できる．日本では2008年「生殖補助医療における多胎妊娠防止に関する見解」（日本産科婦人科学会）により原則として移植する受精卵は一つとされた．

　従来，生殖細胞に影響するがんの治療に先立ち，精子や精巣組織，卵子や卵巣組織が凍結保存されてきた．この技術が，加齢などで卵巣機能が低下する前に卵子を凍結するという社会的卵子凍結に応用されている．日本生殖医学会は2013年の「未受精卵子および卵巣組織の凍結・保存に関するガイドライン」で，社会的卵子凍結は推奨しないと述べた．女性の選択肢を増やす可能性はあるが，後の妊娠を保障するものではない．女性がキャリアか子育てかの選択を迫られず，男女ともに子育てしやすい社会づくりも考えねばならない．

精子バンク　凍結技術は，遺伝性疾患を持たない健康な提供者の精子を凍結保存し，同時に提供者の感染症検査を行い，利用者の要望に応じて引き渡す精子バンクを普及させた．パートナーというかけがえのない人ではなく，第三者が提供することは，精子や卵子を交換可能な存在へと変容させる．第三者であれば，よりよい精子や卵子を選びたいと考える人は多く，学歴や外見により提供者を選択できるバンクがアメリカなどに存在する．また，近年ではシングル女性や女性カップルによる精子バンクの利用が増えている．生殖医療が家族についての既存の価値を揺るがし，家族の多様化を促進しているといえる．

代理出産　子どもを望むカップル（依頼カップル）や個人（依頼者）が，子ども

を引き取ることを目的として，第三者の女性（代理母）に生殖医療を用いて妊娠出産してもらう行為である．依頼カップルの精子や卵子を用いる場合も，提供を受ける場合もある．有償での実施が多く，代理母と依頼者の間の経済格差を背景とした代理母の搾取であるという批判がある．代理母の身体的・精神的な負担が大きく，子の引き渡しに関するトラブルも懸念されるため禁止する国も多い．

　日本は法的に禁止していないが，日本産科婦人科学会や厚生労働省厚生科学審議会生殖補助医療部会が実施を認めていない．その理由に，代理母と生まれてくる子のリスクに加えて，人を専ら生殖の手段として扱うなど代理出産という行為の問題を挙げている．国外で代理出産により生まれた子の，依頼夫婦の妻を母と記載した出生届受理をめぐる裁判では，最高裁判所は受理を認めなかった（最決平成19年3月23日）．同時期，日本学術会議でも検討され，2008年の報告書（『代理懐胎を中心とする生殖補助医療の課題―社会的合意に向けて』）において，原則禁止すべきだが公的な厳重管理下での試行的実施は考慮してよいと述べられた．

生殖ツーリズム　外国へ渡航し生殖医療を受けることである．生殖医療に関するルールが国ごとに異なり，居住国では禁止されていても，別の国では合法であることがある．代理出産を実施した国では依頼者を親とする出生証書が得られても，帰国後に居住国で法的親子関係が確立できないなどのトラブルが懸念される．インドやタイは渡航先として知られていたが，外国人の依頼する代理出産でのトラブルが相次ぎ現在は受け入れていない．日本からは，国内で受けにくい卵子提供を求めて，アメリカや台湾へ渡航するカップルがいる．渡航先は，渡航先の法制度，必要な費用，アジア人ドナーの見つかりやすさなどで変化する．

出自を知る権利　第三者からの提供をともなう生殖医療で生まれた子が，提供者の情報を知る権利を指す．この権利の保障には当事者の情報の厳正な管理が不可欠である．世界では，スウェーデン，英国，オーストラリアなどが認めている．日本では1949年に提供精子を用いた人工授精による最初の出産があり，これまでに1万人以上が生まれているとされるが，親が子に精子提供について伝えること（告知）が推奨されてこなかったため，提供を受けたことを知らない人も多い．提供者は匿名であり，生まれた子は提供者の情報を得られない．出自を知る権利を求める，非配偶者間人工授精で生まれた人の自助グループ（DOG）の活動などにより，生まれてくる子は生殖医療の重要な当事者であると認識されつつある．赤ちゃんの誕生が生殖医療のゴールだととらえられがちであるが，生まれた子が自身の人生を歩む存在であること，生物学的なルーツである提供者の情報はその人生の重要な一部であることを認識した制度設計が必要である．　　　　　　［小門　穂］

【参考文献】
［1］　石原　理『生殖医療の衝撃』講談社現代新書，2016．
［2］　柘植あづみ『生殖技術―不妊治療と再生医療は社会に何をもたらすか』みすず書房，2012．

3 出生前診断と着床前診断

　出生前診断（Prenatal Diagnosis：PND）は，3 つの診断法に分けられる．1）妊娠前に染色体あるいは遺伝子を解析して疾患の罹患リスクを推定する方法（卵子診断）（図①），2）体外受精させた受精卵（受精後 3 日ほどの初期胚・4 ～ 8 細胞期胚）を子宮内に移植し着床させる前に，その遺伝子を調べて染色体や遺伝子に異常の見られるものをスクリーニングする「着床前診断（Preimplantation Genetic Diagnosis：PGD）」で受精卵診断とも呼ばれる（図②），3）母親の胎内にいる胎芽・胎児の状態や異常の有無を診断する「胎児診断（Fetal Diagnosis）」（図③）がある．「出生前診断」といえば，狭義に「胎児診断」をさす場合が多い．

胎児診断の目的と技術上の問題　胎児診断の目的は三つある．

1）出生前の異常胎児の子宮内処置による治療の目的，2）分娩方法を決めたり，出生後のケアの準備を行ったりする目的，3）胎児の先天異常罹患の点から妊娠を継続するか否かを判断するための情報を夫婦に提供する目的，である．このうち，生命倫理の観点から問題視されるのは，3）であり，検査結果による「選択的人工妊娠中絶（Selective Abortion）」（以下，選択的中絶と略）に結びつく「生命の選別」といった倫理問題が議論されている．胎児診断の方法は多岐にわたり，検査時期も母子へのリスクも様々ある．まず，母子に侵襲がなく簡便なものに，1）「超音波診断」（妊娠 5 ～ 6 週に実施），2）「母体血診断（母体血清マーカー検査）」（妊娠 15 ～ 20 週），3）2013 年より精度の高い検査として注目された「新型出生前診断（Non-invasive Prenatal Genetic Testing: NIPT）」（妊娠 10 週以降）がある．1）は，四肢障害や無脳症，心臓や腎臓などの形状異常を発見することができ，2）は，ダウン症などの染色体異常や二分脊椎症等の神経管閉鎖障害等の発症率を知ることができるが，発症の確率を算出するだけなので，発生率が高かった場合に後で絨毛診断

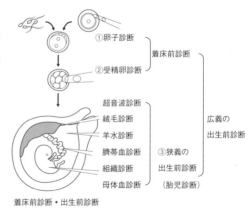

着床前診断・出生前診断

出典：[2] 等をもとに筆者作成

や羊水診断等の確定診断が必要になる．3) は，10 週からの早い段階で診断でき，母体血を採取しそこに含まれる胎児細胞を培養して分析するだけの母子へのリスクの少ない方法ではあるが，陽性的中率（検査で陽性となった場合で実際にも病気である確率）は母体の年齢によって異なるためこの検査の性格はわからない[1]．三者とも診断の正確性に欠ける．一方，侵襲性を伴うものとしては，4)「羊水診断」（妊娠 15 〜 18 週），5)「絨毛診断」（妊娠 10 〜 14 週），6)「臍帯血診断（胎児採血法）」（妊娠 18 〜 22 週），7)「組織診断（胎児皮膚組織生検法）」等がある．4) は染色体や遺伝子の異常，一部の先天性代謝異常を発見することができるが，羊水が十分に採取でき胎児にとって安全な 15 週以降にしか施行できない．また，検査結果も 4 週間ほど待たないといけないので，中絶を選択する場合に，医学的にも倫理的にも問題が生じる．さらに，羊水穿刺操作そのものにより，感染症や流産を誘発するリスク（1% 以下）の問題もある．なお，わが国における出生前診断の大部分はこの羊水染色体検査であると報告されている．

生命の選別をめぐる倫理上の問題　出生前診断（胎児診断）における最大の倫理的問題は，診断結果で胎児に異常が見つかった場合，中絶をするかどうかという苦渋の選択を妊婦自身とその配偶者に与える点にある．障害児をすでにもつ母親が，胎児の障害の有無を出生前に知ることができるので，「安心して」健常児を産むことが可能になったというメリットがある一方で，検査結果で陽性だった場合に，選択的中絶の葛藤に苦しむというデメリットがある．こうした選択的中絶の問題を解消させるべく登場した「着床前診断（受精卵診断）」においても，着床前の異常胚の廃棄をめぐる「生命の選別」の倫理的問題は依然として残っている．出生前診断の主たる目的が選択的中絶の場合，「中絶そのものの是非」に加えて，「生命の選別」という倫理的問題が生じ，またそれが「優生思想」に基づく「遺伝病スクリーニング」と結びつくことで，遺伝病をもつ障害者への差別を助長させる可能性がある．日本では「いのちの選別」であるとして導入に強く反対した障害者や女性らとの議論を経て，診断対象を「重篤な遺伝病疾患」に限定し，日本産科婦人科学会が 1 例ごとに慎重に審査し許可する形で始まった．適用拡大は病や障害をもって生まれることの否定や忌避，さらにはデザイナーベビーにつながる」（ゲノム問題検討会議 2021 年 2 月 28 日 Zoom 緊急シンポジウム「拡大する着床前診断―それは, 当事者たちに幸せをもたらすのか？」）のではないか等，「いのちの価値」について立ち止まって考える必要がある．　　　　　［沖永隆子］

【参考文献】

［1］　加藤太喜子「生殖技術」塚田敬義・前田和彦編『生命倫理・医事法』改訂版，医療科学社，pp.62-63，2018．

［2］　平原史樹「臨床の場における『出生前診断』―親と胎児，その微妙な関係」『生命倫理』15：4-11，2004．

4　人工妊娠中絶と母体保護法

人工妊娠中絶の定義と方法，現状　人工妊娠中絶（abortion 以下，中絶と略）とは，「妊娠 22 週未満（21 週 6 日）までに行うことができる，妊娠状態を意図的に中断させること」であり，日本では「母体保護法」によって容認されている．

　日本では現在，毎年約 20 万件の中絶が実施されている（平成 14 ～ 28 年度衛生行政報告例）が，これらは母体保護法において定められた要件を満たしているため，処罰の対象とされていない．なお，日本では 1907 年以降の刑法による堕胎罪によって中絶は違法行為とされるが，「母体保護法」において違法性が阻却される．

・**中絶手術の方法**：①妊娠初期（12 週未満）には子宮内容除去術として搔爬法（内容をかきだす方法）または吸引法（器械で吸い出す方法）をとる．子宮口をあらかじめ拡張した上で，ほとんどの場合は静脈麻酔をして，子宮の内容物を除去する方法．通常は 10 ～ 15 分程度の手術で済み，痛みや出血も少ないので，体調等に問題がなければその日のうちに帰宅できる．一方，②妊娠 12 週～ 22 週未満ではあらかじめ子宮口を開く処置を行なった後，子宮収縮剤で人工的に陣痛を起こし流産させる方法をとる．個人差はあるが，体に負担がかかるため通常は数日間の入院が必要となる．妊娠 12 週以後の中絶手術を受けた場合は役所に死産届を提出し，胎児の埋葬許可証をもらう必要がある．中絶手術はほとんどの場合，健康保険の適応にならない．妊娠 12 週以後の中絶手術の場合は手術料だけでなく入院費用もかかるため経済的な負担も大きくなる．中絶を選択せざるをえない場合は，できるだけ早く決断した方がいろいろな負担が少なくて済む．

＊母体保護法
第十四条　都道府県の区域を単位として設立された公益社団法人たる医師会の指定する医師（以下「指定医師」という。）は、次の各号の一に該当する者に対して、本人及び配偶者の同意を得て、人工妊娠中絶を行うことができる。
一　妊娠の継続または分娩が身体的または経済的理由により母体の健康を著しく害するおそれのあるもの
二　暴行若しくは脅迫によってまたは抵抗若しくは拒絶することができない間に姦淫されて妊娠したもの
2　前項の同意は、配偶者が知れないとき若しくはその意志を表示することができないとき又は妊娠後に配偶者がなくなったときには本人の意思だけで足りる。

優生保護法から母体保護法へ　「母体保護法」（1996〔平成 8〕年 6 月 26 日施行）は，敗戦直後に作られた「優生保護法」（1948〔昭和 23〕年 9 月 11 日施行）にある「優生思想に基づく条文」を削除することで法改正に至った．すなわちそれは，①「不良な子孫の出生防止」を法律の目的から削除，②「優生手術」を「不妊手術」に改正，③遺伝性疾患や精神疾患防止などの優生的理由を，不妊手術と中絶の許可条項から削除し，「母胎の生命健康の保護」に限定，④本人の同意によらない強制的不妊手術の廃止，⑤優生保護相談所の廃止である．「母体保護法」では中絶を「胎児が，母体外において，生命を維持することのできない時期に，人工的に，胎児及びその附属物を母体外に排出すること」と定義しているが，胎児に母体から自立して生存する能力（viability）がない期間内（妊娠 22 週未満）では，胎児は独立した人格（person）ではなく母体の一部であって，その女性の自己決定権（「女性の性と生殖に関する健康と権利（リプロダクティブ・ヘルス／ライツ reproductive health and rights）」）の対象となる．

プロチョイスとプロライフ　中絶には，「望まない妊娠（レイプによる妊娠，無知や避妊の失敗による妊娠等）の帰結としての中絶」や「望んだ妊娠の帰結としての中絶（出生前診断に伴う選択的中絶，不妊治療の際の多胎妊娠に伴う減数中絶等）」がある．それら中絶の是非をめぐって，とりわけ米国では長年にわたり女性の自己決定権（リプロダクティブ・ヘルス／ライツ）を主張する民主党支持の「プロチョイス pro-choice（中絶容認・擁護派）」と，共和党支持の「胎児の（生きる）権利」を主張する「プロライフ pro-life（中絶禁止・反対派）」との間の権利論争が続いている．

母体保護法の問題点―「女性の権利」視点の欠如　米国を含む諸外国においては中絶を行う当事者である「女性の自由意思」がリプロダクティブ・ヘルス／ライツにより尊重されているのに対し，日本ではそれが尊重されていない．「母体保護法」の「中絶手術の同意」条件にあるように，「基本的に」女性は医師の認定と配偶者の同意を得なければならない．コロナ禍で外出自粛が進んだことにより，女性の深刻な状況変化，DV 夫からの性的虐待，貧困女性の「パパ活」（避妊拒否の結果）で「予期せぬ妊娠」「望まない妊娠」に伴う中絶件数の増加が報告されている．女性の権利意識が希薄な日本において，社会全体で取り組まなければならない緊急課題が山積している．　　　　　　　　　　[冲永隆子]

【参考文献】
［1］　日本産科婦人科医会 HP「人工妊娠中絶について教えてください．」（jaog.or.jp）
［2］　石井美智子「医の倫理の基礎知識 2018 年版　母体保護法とその問題点」日本医師会（med.or.jp）

5　配偶子・胚の資源化とその社会的影響

配偶子・胚の資源化　献血や売血などは古くから行われたが，近年では臍帯血や骨髄の他，脳死者や生体からの臓器や組織の提供も行われ，身体組織の資源化が進んでいる．日本では組織や臓器の提供は無償が基本とされてきたが，諸外国では身体のあらゆる組織が莫大な利益を生む資源として扱われることも多く，ヒト由来の臓器や組織をめぐるビジネスが急成長している．精子や卵子も近年，そうしたビジネスの対象品となり，大きな経済的利益を生み出すとして各国に精子バンクや卵子バンクが設立され，生殖ビジネスは活況を呈してきている．欧米では戦後すぐの1940年代から医療機関で提供精子を使った人工授精が実施され，1970年代には米国で商業的な精子バンクが登場した．その後各国に商業的な精子バンクが現れ，現在では，こうしたバンクは不妊のヘテロカップルのみならず，レズビアンカップルやシングル女性にも利用されている．

　1980年代になると代理懐胎や卵子提供も行われるようになり，ますます精子や卵子，胚（受精卵）がモノ化する傾向が見られるようになった．近年，人々の国際移動が活発化すると共に特にインターネット技術や細胞の凍結配送技術が飛躍的に進歩し，生殖ツーリズムと呼ばれる生殖医療を求める人の移動や，精子や卵子の取引が国境を越えて行われている．こうした現象は生殖ビジネスの拡大をもたらし，インターネットを通して精子や卵子の提供者の募集広告も国内外を問わず多数掲載されて，一流大学の学生や容姿や身体能力が優れている者の精子や卵子には高値がつく．まさに配偶子の商品化である．

　また高額な不妊治療費を押さえようと，エッグシェアリングという選択肢も現れている．これは不妊治療を目的とする体外受精の過程で得た卵子の一部を他の不妊女性と共有し，体外受精にかかる費用の一部をレシピエントとなる患者に負担してもらう方法である．ビジネスベースでの卵子提供とは性質を異にしても，金銭が絡む卵子提供にかわりはない．それでも，採卵した卵子の有効活用や，経済的に治療を受けることが難しいカップルへの救済策として，エッグシェアリングを肯定的に捉える見方もある．イギリスでは1998年からエッグシェアリングが導入され，2012年には英国における提供卵子の約60％がエッグシェアリングによるものだと報道された（*BioNews*, Evaluating egg-sharing: new findings on old debates, 2012年4月23日）．しかしHFEA（英国ヒトの受精および胚研究認可局）の2017年の報告書 Fertility Treatment 2017: Trends and Figures を見ると，エッグシェアリングの周期数は，2011年の半分以下に減少している．

　また不妊カップルが体外受精で得た余剰胚（使わなかった受精卵）を有償・無償で別の不妊カップルに提供する胚提供も世界各地で実施されており，胚提供については出生前養子（pre-birth adoption）という言葉まで登場している．

配偶子・胚の資源化が社会に与える影響　配偶子・胚の授受や取引が行われ，第三者の精子や卵子，胚で子を持つ人が増える一方で，こうした生殖医療で形成された親子の関係性や生まれてくる子どもにさまざまな影響が及んでいる．親子関係の法的問題に目をやると，国によって親子関係に関する法的扱いが異なっていたり，生殖医療で形成された親子関係を法で規定していない国もある．そのため，生まれてきた子どもの人権をも脅かすような事例も起こっている．たとえば，夫が白血病にかかり，その治療によって無精子症になる可能性を考慮して凍結保存しておいた精子を，夫の死後，妻が利用して子どもが生まれた死後生殖のケースである．亡くなった夫も自分の凍結精子で妻に子どもを産んでもらうことを望んではいたため，妻は夫が亡くなったことを病院に告げずに凍結精子で妊娠・出産し，出生届を提出した．しかし日本の民法 772 条では第 1 項で「妻が婚姻中に懐胎した子は，夫の子と推定する」とあるものの，第 2 項で「婚姻の成立の日から二百日を経過した後又は婚姻の解消もしくは取消しの日から三百日以内に生まれた子は，婚姻中に懐胎したものと推定する」という嫡出推定の規定から，子どもは，夫の死亡による婚姻取消しから 300 日以上経過して生まれたため，最高裁の判決では，死後懐胎での認知請求は認められなかった．すなわち出生児は，明らかに亡き男性の実子であるにもかかわらず，非嫡出子（婚外子）とされたのである．（2006 年 9 月 4 日判決，認知請求事件）

　また，妻が子宮がんで子宮を失っていたため，渡米して妻の卵子と夫の精子で得た受精卵を使った代理出産で双子を得た夫婦が，自分たちの実子として役所に子らの出生届を提出したところ，受付てもらえず，親子関係を求めて提訴した事例である．日本には「分娩した女性が母である」という成文法はないが，最高裁判例（昭和 37 年 4 月 27 日『最高裁判所民事判例集』16 巻 7 号 1247 頁）で，分娩の事実により，母子関係が成立すると判示され，今もこの判例に沿って，分娩した女性を子の母としている．そのためこの事例では，代理母が双子の母で，最終的に夫婦は特別養子縁組で双子と法的に親子関係となった．

　この他にも，現在では胚凍結融解技術が進歩し，ほぼ永久的に胚を凍結保存しておくことができる．凍結配偶子・胚の資源化がますます進む可能性も大きい．

［仙波由加里］

【参考文献】

[1]　水野紀子「家族概念の科学と民法」本堂　毅ほか編『科学の不定性と社会―現代の科学リテラシー』第 6 章，信山社，pp.87-104，2017.

基本事項・コアカリ演習⑥

不妊症と不妊治療　不妊とは「避妊をせずに 1 年間，通常の（regular）性生活を送っていても，妊娠しないこと」（WHO の定義）．多様な原因：先天性の疾患，後天性の疾病による妊孕力の喪失，加齢による妊孕力の減退など．多様な治療法（原因の違い応じて選択，より高度な治療へと段階的に移行）：タイミング法→ホルモン療法（排卵誘発剤）→人工授精→体外受精・胚移植→顕微授精．生殖を目的とするヒトの卵子や精子，受精卵の操作を含む一連の治療的介入を ART（Assisted Reproductive Technology；生殖補助医療）と総称．AIH（Artificial Insemination by Husband；配偶者間人工授精）と AID（Artificial Insemination by Donor；非配偶者間人工授精）の区別，後者の倫理問題にも注意が必要．

出生前診断　出生以前に精子や卵子，受精卵，胎芽・胎児の検査をして病気の有無や性別などを診断することで，卵子診断，着床前診断，胎児診断に大別．一般には胎児診断が行われ，超音波診断，母体血診断（母体血清マーカー検査），新型出生前診断（NIPT），羊水診断，絨毛診断，臍帯血診断（胎児採血法），組織診断（胎児皮膚組織生検法）などに細分される．

人工妊娠中絶に関する法的規定　妊娠 22 週未満（21 週 6 日）までに行うことができる，妊娠状態を意図的に中断させることであり，「母体保護法」により容認されている．この期限は，胎児が母体外で生存する能力（viability）を獲得する以前を意味し，それ以降は胎児も独立した人格と見なされる．なお，「母体保護法」の成立事情（前身は「優生保護法」）にも留意したい．

【演習 1】　体外受精とは関係のないものはどれか．
　1．代理母　　2．精子バンク　　3．試験管ベビー　　4．余剰胚の利用
　5．リビングウィル

【演習 2】　出生前診断に関する記述のうち，誤っているものはどれか．
　1．超音波検査による胎児診断には侵襲性がない．
　2．羊水採取や絨毛採取は確定診断のために行われる．
　3．デュシェンヌ型筋ジストロフィーは診断ができない．
　4．障害者の排除など，生命の選択につながる危険性が指摘される．
　5．母体血清マーカーテストによりダウン症のリスクが診断できる．

【演習 3】　生殖医療に関する倫理問題とは関係のないものはどれか．
　1．身体の資源化に対する批判　　　2．出自を知る権利を求める運動
　3．生殖ツーリズムに対する批判　　4．人生会議による事前の話し合い
　5．プロチョイス派とプロライフ派の対立

［宮島光志］

第6章

脳死・臓器移植と生命倫理

　現代は各種資源の「リサイクル」が推奨される時代である．日本古来の「もったいない」の精神も，世界潮流となった「環境にやさしい」ライフスタイルも，資源のリサイクルを後押しする．だが，PCや車の部品交換と同様に，人体の一部をリサイクルすることには，多くの人が違和感を覚えることであろう．

　例えば献血やアイバンク，そして腎バンクであれば，すでに日本社会でも制度として定着しており，ことさら異を唱える人は少ないであろう．ところがこの40年間に，わが国では脳死と臓器移植の是非をめぐって，社会的な議論が何度も沸き立っている．その問題が私たちの死生観と深く結ばれているがゆえの戸惑い，人体を「部品の集合体」と見なす機械論的な人間観に対する反発など，さまざまな理由がその背景にある．だが他方で，移植医療の恩恵に与った患者と家族の喜びは，いかほどであろうか．

　私たちは，マイナンバーカード・健康保険証・運転免許証など，自身の身分証明に関わる各種の文書を通じて，脳死・臓器移植に関する意思表示の問題とも常に向き合っている．この問題は「社会の医療化／医療の制度化」の典型的な事例の1つであり，日本の生命倫理を検討する格好の機会となりうるのである．

[宮島光志]

1 死の定義

死とは何か 意外かもしれないが，死の定義はきわめて難しい．理由は様々ある．第一に，死は生との関係で初めて意味をもつ概念だが，その関係性の把握が容易ではない．我々は，医者の「ご臨終です」の宣告とともに死が訪れる印象を抱くが，医者はすでに死んでいることを確認するのであり，死亡診断によって瞬間的に生が死に変わるわけではない．死は一定のプロセスのなかで進行していくものだ．昼と夜，夏と秋の境界線が曖昧なように，自然現象として生死を考えれば両者は連続的であり，そこには臨床状態の変化があるのみだ．そのような生と死の関係に，おそらく人だけが区切りを入れている．その理解の仕方は，科学や医学よりも文化，宗教，民俗や社会の特性に負う面が大きい．

第二に，死を考え，死を定義するのはいつも生者ばかりで，実際に死を経験した者が死を語らないことが挙げられる．生と死は非対称である．古代ギリシアの哲学者エピクロスは，死を怖がるうちはまだ死は訪れておらず，死が訪れたときには怖がる主体が存在しないのだから，死は恐れるに値しないと喝破した．死の恐れは，しょせん生者の恐れに過ぎず，死者にとっての死がいかなるものかは原理的に解らない．

第三に，死は，死後の世界，魂の存在，輪廻転生などを信ずる者とそうでない者とでは意味が大きく変わることが挙げられる．つまり死は，死生観，宗教観，そして文化や民俗によって価値づけが異なる．死後の世界を否定する考え方と，死者の魂が盆や正月に戻ると考える文化と，死とともに魂は神のもとに帰るとする宗教とでは，死の位置づけは異なるだろう．

さらに，死は人称によっても異なる様相を示すことを指摘し，二人称の死の重要性を説いたのは，哲学者ウラジミール・ジャンケレヴィッチである．一人称の死とは私の死であるが，それは私が経験できる範囲を超えている．一方，日々起こる多くの死は自分には無関係であり，逐一心を動かされはしない．これは三人称の死である．その間に二人称の死，すなわち，親しい者や近しい者の死がある．その死を我々は経験することで悲しみや痛みを実感し，死について深く考え，まだ来ない一人称の死を類推する．ならば二人称の死は，一人称の死に先行し，人生観を変えるほどの影響力をもち，特別な意味をもって経験される死なのだから，それこそが真の哲学的問題だとジャンケレヴィッチは主張した．

死の把握は，以上のような困難がありながらも，それを研究対象とする「死生学」という学問が近年形成されている．アプローチの仕方は，終末期医療や緩和

医療などと結びつきながら多岐にわたるが，死の段階的受容を研究したエリザベス・キューブラー゠ロスの『死ぬ瞬間』やアルフォンス・デーケンが広めた「死への準備教育」などが有名である．

死の判定基準　死の定義と死の判定基準は異なる．「死とは○○である」の形式で表現されるのが死の定義ならば，「その○○は△△でもってわかる」の形で示されるのが死の判定基準である．先述したように，死の定義は文化や社会，死生観や宗教観により異なるが，たとえ異なっていても，どういう状態になれば死んでいると見做せるかについては，ある程度共通している．「息が絶える」「冷たくなる」「脈が上がる」などは多くの文化に見られる死の表現だが，それらを医学用語に置き換えたのが三徴候死である．三徴候死は，①自発呼吸の停止，②心拍停止，③瞳孔散大（対光反射の喪失）の三徴候が揃ったときに死亡と判定される．瞳孔径の変化を司るのは脳幹であるため③は瞳孔を通して脳幹を診ている．

　不思議に思えるが，日本の法律で死は一切定義されていない．しかし，アメリカでは1981年に大統領委員会が「死の判定ガイドライン」を報告し，死とは「有機体としての統合的機能の永続的停止」との考え方を示した．その見方に基づきながら，同年に定められた「統一死亡判定法（UDDA：Uniform Determination of Death Act）」において，以下の何れかの判定基準を充たした場合に死亡したと見做された．「(a) 循環機能かつ呼吸機能の不可逆的停止，または，(b) 脳幹を含む全脳の機能の不可逆的停止のいずれかに陥った者」．(a) は心臓死，先に挙げた三徴候死の判定基準であり，(b) は脳死の判定基準である．死について二つの判定基準が求められた背景には脳死臓器移植の影響がある．

　UDDAの基準は日本をはじめ世界各国の法律で採用され，グローバル・スタンダードとなっていくが，その後，脳死に関する臨床例から見えてきたことと判定基準との間に齟齬があることが指摘され始める．神経内科医のアラン・シューモンの批判は特に有名だ．シューモンは1998年に「長期にわたる『脳死』」を発表し，メタアナリシスの方法を駆使して，脳死状態が一週間以上続いた長期脳死の175例を分析した．そのなかで4歳時に脳死判定を受けたTKさんが脳死状態のまま14年半経過している例を紹介し，体重が15kgから60kgまで増え，身長も150cmに達し，第二次性徴も現れたと発表した．つまり脳死状態にあっても有機体としての統合的機能が失われていないことを指摘したわけである．

　アメリカでは，その後再び，死の概念の見直しの機運が高まり，2008年にアメリカ大統領生命倫理評議会による報告書「死亡判定における論争」が出される．それによると，「全脳死」が「全脳不全（total brain failure）」と言い換えられ，「ドライブ（生命駆動力）の消失が死である」という見方が暫定的に提示された．しかし，このドライブ論によって死の概念が明確になったかと言えば必ずしもそうとは言い切れず，論争はいまだに続いている．　　　　　　　［山本史華］

2　脳死と現代医療における死の意味

脳死の基本事項　脳死を考えるにあたっては，まず植物状態（遷延性意識障害）との違いを理解しなければならない．脳は，大別すれば，大脳，小脳，脳幹に分けられ，すべての脳（全脳）の機能が不可逆的に機能停止している状態が「脳死（brain death）」と呼ばれる．一方の「植物状態」は，軽度から重度まで，症状の度合いに幅があるが，少なくとも脳幹が機能している状態を指し，死とは見做されない．脳幹には呼吸中枢など中枢神経を構成する重要な部位が集まっているため，脳幹が機能しない脳死者は自発呼吸ができず，人工呼吸器をつけているが，植物状態の患者は自発呼吸をしている．両者の核心的な違いは脳幹の機能の有無にあるため，脳死を脳幹死と定義する国（イギリス）もある．

　いま脳死者の人工呼吸器に触れたが，1950年代以降の人工呼吸器の開発が脳死をもたらしたとも言える．もちろん，人工呼吸器がなくても人工呼吸は可能なため，人工呼吸器の開発以前から脳死者の症例報告はあった．当時「脳死」という概念はなく，同状態に名前がついたのは，フランスのモラレとグロンが1959年に発表した「超昏睡」が最初である．その後1968年にハーヴァード大学特別委員会が「ハーヴァード大学基準」と呼ばれる脳死判定基準を発表するが，そこでは「不可逆的昏睡」という概念が主に用いられている．一般的に臓器が機能しないことは「不全」と呼ばれるため，「脳死」という概念に「死」を織り込むことには疑問も呈されている．2008年のアメリカ大統領生命倫理評議会の報告書「死亡判定における論争」では「全脳不全」という概念が採用された．

　それでは，脳死者はどのような状態なのか．自発呼吸はできないが心拍は保たれているため，身体は温かい．脳死者は動かないように思われるが，脳死者全体の約75％は手足を動かすことが知られており，「ラザロ徴候」と呼ばれている．また，脳死になった妊婦の出産例も報告されている．成長過程にある子どもの脳死判定は難しく，長期脳死の例もある．通例，脳死者の約9割は1週間以内に心停止に至るが，子どもの脳死では10年以上脳死状態が続くこともある．

　現代において，脳死者は，一定の割合（全死亡者の約0.3-0.4％）で，臨床において必ず現れるが，ある状態の患者を脳死と判定することと，脳死と判定された者を死んだと見做すこととは別問題であり，区別されなければならない．

　A．脳死が，全脳の不可逆的な機能停止であること　（臨床上の問題）
　B．脳死が，人の死であること　（新しい死の受容の問題）
　B-a．脳死が，個体の死であること　（manとしての死）

B-b．脳死が，人格の死であること　（person としての死）

　A は医学の問題だ．植物状態などの他疾患と臨床上区別するために脳死判定基準があり，その基準の充足を確かめるために脳死判定テストが行われる．B は，その脳死と判定された者を死者と見做すか否かの問題であり，これは社会全体で決められるべき事柄である．重要なのは，脳死者の死は B-a のレベルで，つまり生物学的な死のレベルでの話ということだ．脳死は B-b のレベルで捉えられてはならない．B-b は，人間らしさや自我の喪失，思考停止，コミュニケーション不全といったレベルでの死，すなわち人格の死を意味するが，これらの現象をもって死と見做すならば，植物状態の患者や重度認知症患者なども含まれてしまう．

脳死の問題点　脳死には次のような問題点があり，現在でも議論は続いている．

①脳死は機能の停止で定義可能か？：機能への疑問である．機能とは働き・役割のことだが，機能停止になった脳死者の脳を解剖してみるとまだ脳細胞の死，つまり自己融解は起きていないことがある．立花隆は，脳以外の臓器の機能はほぼ明確なためそれらは機能死で判定される根拠をもつが，脳の機能は最先端の脳科学をもってしても未解明であるため，脳死を機能死で判定するのは早計であり，現段階では器質死（ものとしての死）で判定されるべきだとした．

②脳死者は本当に内部意識がないのか？：「意識がない」ことへの疑問である．いま脳死者本人の視点（一人称の視点）に立って考えてみると，A：意識がまったくない状態と B：内部意識はあるがそれを伝達不可能な状態は，異なることが理解される．B は，微かな意識があっても全身不随のため意思を伝えられない状態だとする．一方，脳死判定者の視点（三人称の視点）に立てば，A と B はともに「意識不明」になる．これは脳死者が B の状態にある可能性を原理的に排除できないことを意味する．B の証拠としては，ラザロ徴候や脳死下での臓器摘出の際に麻酔や筋弛緩剤が使用されることがよく指摘される．

③脳死からの回復は本当にないのか？：不可逆性への疑問である．脳死状態と判定された者が回復した事例は，少ないが存在する（ザック・ダンラップの例など）．こういう事例が起きたとき，脳死に肯定的な立場の者は医者の判定ミスと主張し，否定的な者は脳死判定基準の不十分さ，あるいは，潜在的な回復可能性を主張する．前者は個別の問題とする解釈であるが，後者は脳死一般に関わる解釈になり，どちらが正しいかの議論は平行線をたどり決着を見ない．

④生の始まりとの不整合性：死の問題は生の始まりにも及ぶ．脳死は脳の機能の有無で生死を分けるため，全脳の不可逆的な機能停止が死ならば，脳の機能がある状態は生になる．妊娠 8 週目には脳や脊髄の神経細胞の約 80％が作られるため，脳の機能の有無で生死を考えるならば，その頃から胎児の生は始まっていると考えなければならない．ところが現在の人工妊娠中絶は満 22 週未満ならば可能であるため，生が始まっている胎児が中絶されていることになる．　[山本史華]

3　臓器移植は許されるか

臓器移植の基本事項　「臓器移植」と聞くと脳死臓器移植を思い浮かべるかもしれないが，臓器移植は脳死下だけで行われるものではない．脳死と臓器移植は別々の文脈で定着してきた歴史をもつため，両者は区別して考える必要がある．

　臓器移植はいくつかの種類に分類可能だ．臓器提供者の状態から分類すると，①健康な人からの臓器提供（生体移植），②心停止後の臓器提供（心停止下移植），③脳死後の臓器提供（脳死下移植）の三種に分類できる．日本は，脳死臓器移植の法整備が欧米諸国と比較すると遅かったこともあって生体移植が盛んであるが，欧米ではデッド・ドナー・ルール（臓器提供は死者から）が共有されており，また，脳死臓器移植が最も多くの臓器を移植できることから，脳死下での移植が盛んである．移植医療において，臓器提供者はドナー（donor），臓器受給者はレシピエント（recipient）と呼ばれる．

　ドナーとレシピエントの関係性から臓器移植を分類すると，①自家移植，②同種移植，③異種移植に分類される．①は同一個体内での移植を指し，②は異なる個体間での移植を指す．自己輸血は①であり，一般的な輸血は②に該当する．②はさらに，遺伝子構成が同じもの同士（一卵性双生児）の②-a 同種同系移植と，遺伝子構成が異なる者同士の②-b 同種異系移植に分けられる．通常の移植は②-b である．さらに，種が異なる個体からの移植，例えば豚の心臓を人間へ移植する研究も行われており，それが③の異種移植にあたる．

　他の個体から移植された臓器はレシピエントにとっては異物であるため，拒絶反応がおきる．それを抑制する薬が免疫抑制剤であり，1960 年代以降の免疫抑制剤の開発・実用化が臓器移植を一気に押し進めた．1967 年には南アフリカでクリスチャン・バーナードによる世界初の心臓移植が行われ，日本では 1968 年に和田寿郎が初の心臓移植を行った．しかし和田移植では，移植後，救命措置の不十分さ，脳死判定の不適切さ，レシピエントの術後管理などについて疑問が起こり，移植医療に不信を招く結果となった．日本で第 2 例目の心臓移植が実施されたのは，「臓器移植法」成立後の 1999 年，和田移植から 31 年後のことである．

臓器移植法とその問題点　日本では 1985 年に脳死判定基準（竹内基準）が発表され，1992 年に脳死臨調が「臓器移植関係の法制の整備を図ることが望ましい」と答弁したことを受け，1997 年に「臓器の移植に関する法律（臓器移植法）」が議員立法で国会に提出され可決された．同法のもとでは 15 歳以上でなければ臓器提供はできず，15 歳未満での移植希望者は渡航移植をする以外になかった．

ところが，2008 年に国際移植学会から「イスタンブール宣言」が出され，渡航移植の制限と自国または周辺諸国の協力を得てのドナー確保が掲げられる．そこで 15 歳未満の子どもからの臓器提供を国内で可能にすることを目的の一つとして，2009 年に同法は改正された．これにより子どもの臓器提供が認められたが，施行規則により生後 12 週未満の者は除外されている．改正法ではまた，親族への優先提供が初めて認められたが，移植の機会の公平性を損なうとの批判もある．

「臓器移植法」では，改正前も改正後も，脳死が人の死であるとは法文のなかで一切明言されていない．脳死者の身体を死体と見做せるのも臓器移植が関わる場合のみに限られている．また改正法では，臓器提供の意思表示の仕方が大きく変更された．改正前は，ドナーとなる本人の書面による意思表示と家族の承諾の双方が必要だったが，改正後は，本人の意思表示が不明でも家族が臓器摘出について書面により承諾していれば，臓器提供は可能になった．しかし，この方式だと，ドナー本人の意思（自己決定）が必ずしも担保されず，さらに臓器提供後に拒否の意思表示をした書面が発見される可能性もあり，問題点として指摘されている．

臓器移植の問題点

①他人の不幸を期待する社会を助長させないか？：移植医療は，自家移植を除けば，ある個体内だけでは完結せず，必ず他人を必要とする．特に心臓は，生体からは移植できず，脳死下移植でなければレシピエントに生着しにくいため，脳死ドナーが不可欠になる．このことが，脳死者の出現を期待する社会を招くことにならないかと懸念されている．また米国では日本と比較すると子どもの心臓移植件数が多いが，5 歳未満の子どもが脳死となる原因の第一位は児童虐待によるというデータがある．このことは，心臓移植ができる環境を保持するためには児童虐待があったほうが善いというディレンマを招くことになる．

②臓器不足は解消するのか？：日本では「臓器不足」が盛んに叫ばれている．「臓器移植法」の改正により意思表示の仕方を変更したのは，ドナー数を増やすためだったが，ドナー数の増加よりも待機者数のほうが伸びを示すため臓器不足は解消されるどころかますます深刻になっている．例えば，心臓移植希望登録者数を実際の心臓移植件数で割った割合は，法改正後の 2010 年では 6 倍だが 2019 年では約 10 倍にまで拡大した．供給が需要にまったく追いついていない．そしてこの現象は移植医療先進国でも同様である．

③脳死臓器移植が必要なくなった時に「脳死」という概念はどうすべきなのか？：脳死下での移植を可能にするために，脳死を人の死と見做してきたが，長期的な視野に立てば，脳死臓器移植は過渡的な医療に過ぎないとも考えられる．iPS 細胞による臓器作製，人工臓器，異種移植，動物性集合胚などの研究が進めば，そもそも脳死者からの臓器提供が必要なくなるからだ．そのような時代が来た時に，それでも「脳死」という概念を維持すべきなのだろうか．　　　［山本史華］

4　臓器移植法改正

改正の経緯　1997年,「臓器の移植に関する法律」(以下,臓器移植法)が成立し,日本においても脳死下での臓器提供が法的に認められるようになった.「臓器移植法」が掲げた臓器移植の基本的理念は,提供者の意思を尊重すること,提供の意思は任意であること,人道的精神に基づく提供であるゆえ臓器を必要する者に適切に移植すること,移植機会は公平であること,以上の4つである.旧法(改正前の臓器移植法を旧法と略記)には,施行後3年を目途に法律の見直しを行う旨が明記されていたが,法改正がなされたのは2009年のことである.改正された臓器移植法(以下,現行法)は2010年1月より親族への優先提供に関する条項のみがまず施行され,同年7月全面施行された.

　旧法では,本人の書面による意思表示が脳死下での臓器摘出の要件であったため,臓器提供数は年に数例から十数例程度であった.意思表示できるのは15歳以上の者とされたため,小さなサイズの臓器を必要とする子どもは国内では移植が受けられず,海外での移植を余儀なくされていた.臓器提供数を増やすとともに,国内で子どもへの脳死臓器移植ができるように,要件を緩和する改正案が2005年に国会に提出されたが,審議はあまり進まなかった.法改正を後押ししたのは,国際移植学会が2008年に採択した「臓器取引と移植ツーリズムに関するイスタンブール宣言」である.この宣言では,臓器売買や移植ツーリズム(臓器売買を伴っていたり当該国民の移植機会を減少させたりする渡航移植)の禁止,自国内で臓器の「自給自足」に努めることなどが定められた.わが国においても臓器移植法改正に向けた論議が活発になり,改正案の可決,成立にいたった.

改正の概要と問題点　現行法において改正された主な点は,臓器摘出の要件の変更,親族への優先提供,虐待死した児童からの臓器提供の禁止,啓発活動の実施などである.以下,これらの概要と問題点を順に述べていく.

　旧法における臓器摘出の要件は,本人が臓器提供の意思および脳死判定に従う意思を書面により表示し,遺族・家族が拒否しない,または遺族・家族がいないことであった.それに対して現行法では,旧法での要件に加え,本人の意思が不明の場合,遺族・家族の書面による承諾があれば臓器摘出が可能となった.これに伴い,15歳未満の子どもからの臓器摘出も遺族の承諾により可能となった.なお,現行法は旧法を引き継ぎ,脳死を一律に人の死とみなさずに臓器提供をする場合に限って人の死としている.しかし,現行法のように,本人の意思が不明の場合,遺族の承諾だけで臓器摘出を行うことを認めるためには,脳死が人の死

であることが社会通念として受け入れられていることが必要であろう．

　本人が生前に臓器提供を拒否していた場合，遺族が承諾しても臓器を摘出できない．拒否の意思表示は口頭であっても有効であり，本人の年齢による制限もない．一方，本人が提供意思を表示していても，遺族が拒否した場合は臓器を摘出できない．これは旧法から引き継いだ要件であり，提供者の意思が尊重されていないという批判もあるが，遺族には臓器提供を拒否できる「遺族固有の権利」があると擁護する見方もある．臓器提供を拒む遺族の心情を踏みにじってまで臓器を摘出することはできないであろう．遺族の決断は尊重されるべきである．

　現行法では，臓器の親族への優先提供が認められている．ただし，親族の範囲は臓器移植法の運用に関するガイドラインにおいて，配偶者，子，父母に限定されている．ガイドラインが優先提供できる親族を最小の範囲に限定したのは，臓器移植法の基本的理念の一つに移植機会の公平性があり，親族への優先提供はあくまで例外的に認められた事項であるからである．しかし，ガイドラインが親族の範囲を限定したことについては，親族の範囲をもっと拡げたほうが移植医療の推進につながる，生体移植で認められている親族の範囲はもっと広い，臓器を誰に提供するかについては提供者の意思を尊重すべきである，等々の批判もある．

　子どもからの臓器提供が可能になったことを受け，虐待死した児童からの臓器提供を禁止する規定が現行法の附則に盛り込まれた．これについては種々の問題点が指摘されている．すなわち，第一に，児童虐待と臓器提供の禁止の関係が明確でない．第二に，わが子を亡くして悲嘆に暮れる親は虐待の有無を調べられ，耐えがたい苦痛を強いられることになる．第三に，虐待を受けた児童は18歳未満の者を指すため，15歳以上の児童は臓器提供の意思表示をしていても，虐待死が疑われた場合には臓器提供が行われないことになる．

　現行法には，移植医療に関する啓発や知識の普及に必要な施策を講じることが新たに明記された．たしかに法改正以後，遺族の承諾による臓器提供が認められ，脳死下での提供数は大幅に増加した．しかし，本人の意思表示に基づく提供はそれほど増えていない．法改正以後，心停止下での提供数が減少しており，脳死下と心停止下を合わせた死体臓器提供数が法改正前より減少した年もある．臓器提供数を見る限り，現行法が促す啓発活動の効果が表れているとは言い難い．

今後の課題　日本の臓器移植法は基本的には，死体から臓器を摘出し移植するための手続きを定めた法律である．日本は生体移植への依存度が高い国であるが，生体移植や組織移植についてはガイドラインのなかで取り扱いが定められているものの，法的には未整備な状態が続いている．例えば臓器移植法が禁止する臓器売買は生体移植にも適用されるが，角膜以外の組織や細胞の売買には適用されない．今後，生体移植や組織移植，細胞移植についても定めた包括的な臓器移植法へとさらに改正していく必要がある．　　　　　　　　　　［池辺　寧］

5　世界の脳死と臓器移植に関する法律

脳死　1971 年，フィンランドにおいて脳死を人の死とすることが世界で初めて
法的に認められた．法的には認めていなくても実質的に人の死とみなしている国
を含めれば，今日ではほとんどの国が脳死を人の死としている．例えばドイツの
「臓器・組織移植法」は脳死を人の死と定義していないが，大脳・小脳・脳幹の
全機能の最終的で回復不可能な消失（すなわち，全脳死）が確認されない限り臓
器摘出は許されないとすることにより，脳死を人の死として受け入れている．

　脳死は全脳死と脳幹死に分けられる．前述のドイツをはじめ，米国や韓国，フ
ランス，スペインなど，多くの国は全脳死を採用している．一方，脳幹死を採用
している国は英国やインド，オーストラリア，ポルトガルなどである．

意思表示の方式　臓器提供に関わる意思表示は承諾意思表示方式（明示的同意方
式）と反対意思表示方式（推定同意方式）に大別できる．前者を採用している国
は米国や韓国などである．この方式を採用する国の多くは臓器提供数を増やすた
め，本人の意思が不明の場合，遺族の承諾に基づく臓器摘出を認めている．

　臓器提供数が世界で一番多い国は米国である．その米国においても慢性的なド
ナー不足が続いているため，2006 年に「統一死体提供法」が改定された．「統一
死体提供法」とは，死体からの臓器・組織・眼球の提供について規定した統一州
法である．統一州法とは，米国の各州が州法を作成する際のモデル法案である．
従来より，本人の提供意思があれば遺族の承諾の有無に関係なく臓器摘出は可能
であったが，実際には遺族が拒否すれば臓器摘出を行っていなかった．こうした
事態を回避し臓器提供数を増やすため，「統一死体提供法」が改定され，本人の
提供意思は遺族の拒否によっては覆されないことが明記された．

　ドイツは承諾意思表示方式を採用していたが，2012 年に移植法が改正され，臓
器や組織の提供に関する意思表示を強制するものではないものの，すべての国民
は意思表示が要請される状況に置かれなければならないとされた．この方式は意
思決定推進方式と呼ばれている．欧州ではオランダや英国（スコットランドを除
く）が相次いで反対意思表示方式へと法律を改正した（ともに 2020 施行）．ス
コットランドにおいても反対意思表示方式を導入する法律が別途制定された．

　欧州では反対意思表示方式を採用している国が多い．これは，欧州評議会が
1978 年に「死後の臓器提供方式を欧州全体で推定同意方式に統一する」と提言
したことに基づく．この方式を採用する国のなかには，フランスやスペインなど
のように遺族が提供を拒否すると臓器を摘出できない国もあるが，オーストリア

のように本人が生前に提供拒否の意思表示をしていない限り，臓器摘出を行う国もある．一般に反対意思表示方式を採用している国のほうが臓器提供数は多いが，臓器提供数の多寡にはその国の文化や医療体制などの要因も関係している．反対意思表示方式に変更すると，臓器提供数が増えるとは一概にはいえない．

スペイン・モデル　スペインでは 1979 年に「臓器移植法」が制定されたが，臓器提供数は増えなかった．そこで 1989 年，臓器提供数の増加を図るために国立臓器移植機関が設立された．国立臓器移植機関は臓器提供が少ない原因を分析し，潜在的ドナーを臓器提供に結びつけることができていないと結論づけた．この結論に基づき，国立臓器移植機関は臓器提供病院に，臓器提供の全プロセスを扱う権限と責任を有する院内コーディネーターを配置した．院内コーディネーターの主な職務は潜在的ドナーの確認，脳死判定の円滑化，ドナーの全身管理，ドナー家族への臓器提供の選択肢提示，臓器移植ネットワークとの連絡などである．国立臓器移植機関はさらに国家的ネットワークの構築，臓器提供病院における臓器提供プロセスの分析・改善，臓器提供に関わる医療専門職への教育，国民への啓発活動などにも取り組んだ．その結果，スペインは今日，人口百万人あたりの死体臓器提供数（脳死下，心停止下の合計）が世界で最も多い国となった．スペインの取り組みはスペイン・モデルと呼ばれ，イタリアなどにも導入されている．

生体移植　韓国は生体移植への依存度が高い国であり，人口百万人あたりの生体臓器提供数は世界で第二位である（第一位はトルコ）．韓国では，生体移植に関する規定が「臓器移植法」に定められている．それによると，妊婦や出産後 3 か月が経過していない者などを除き，所定の手続きをとることで 16 歳以上の未成年者は一定の親族（配偶者，直系尊卑属，兄弟姉妹，または 4 親等以内の親族）に，20 歳以上の者は親族以外にも臓器を提供できる．16 歳未満の者も骨髄と末梢血幹細胞の提供はできる．韓国では脳死臓器移植において，臓器の親族への優先提供が認められており，提供者と血液型が同じか，輸血可能な親族が待機患者リストに入っていれば，その親族に臓器を優先的に提供することになっている．

　フランスは近年，生体移植の実施件数が増えつつあるとはいえ，生体移植への依存度が低い国である．そのフランスにおいても生命倫理関連法のなかに生体移植に関する規定が設けられている．それによると，ドナーになれる者は原則として父母であるが，国の専門家委員会の許可が得られれば，配偶者や兄弟姉妹，子ども，祖父母，おじ，おば，いとこなどの親族，さらに 2 年以上の同居歴がある者などもドナーになることができる．2011 年よりドナー交換移植も容認された．ドナー交換移植は，他の欧州諸国や韓国などでも容認されている．このように生体移植への依存度の高低にかかわりなく，多くの国の臓器移植法は日本とは異なって，生体移植に関する条項を設け，ドナーの要件や同意要件，審査要件，違反に対する罰則などを具体的に定めている．　　　　　　　　　　　［池辺　寧］

基本事項・コアカリ演習⑦

三徴候死（死の三徴候）　①自発呼吸の停止，②心拍停止，③瞳孔散大（対光反射の喪失）が揃ったとき（一般的な死亡判定＝心臓死の確認）.

米国「統一死亡判定法」（1981）とその見直し　同法では当初，(1)循環機能かつ呼吸機能の不可逆的停止（心臓死），(2)脳幹を含む全脳の機能の不可逆的停止（脳死），このどちらかに陥った場合に死亡と見なすと規定（有機体としての統合的機能の永続的停止）.　その後，長期脳死に関する事例報告（A. シューモンの批判）が突き付けられるなどして，米国大統領生命倫理評議会の報告書「死亡判定における論争」（2008）以降も議論が続いている.

脳死に関する基本事項　植物状態（遷延性意識障害）との区別：全能（大脳，小脳，脳幹すべて）の機能が不可逆的に停止した状態が「脳死」で，「植物状態」は少なくとも「脳幹」が機能している状態（自発呼吸あり）.　なお「ハーバード大学基準」（1968）では「不可逆的昏睡」，上述の「死亡判定における論争」では「全脳不全」という概念を採用した.

臓器移植の3区分　①健康な人からの臓器提供（生体移植），②心停止後の臓器提供（心停止下移植），③脳死後の臓器提供（脳死下移植）が基本.　なお，臓器提供者を「ドナー」，臓器受給者を「レシピエント」と呼ぶ.

日本の臓器移植法（旧法と新法）　改正の理由，主な改正点，改正後の状況.

【演習1】　脳死に関する記述のうちで正しいものはどれか.
1. 脳幹は機能している.
2. 英国では脳幹死をもって脳死としている.
3. 米国では植物状態を人間の死としている.
4. 世界のすべての国で脳死を人間の死としている.
5. 日本では脳死判定の際に血流検査が必須である.

【演習2】　日本の臓器移植（新法施行後）について誤っているものはどれか.
1. 家族の同意は必要ではない.
2. レシピエントには子どもが含まれている.
3. 植物状態での臓器摘出は認められていない.
4. 親族に対する優先的な移植は認められない.
5. ドナーによる提供の意思表示は必須ではない.

【演習3】　移植医療とは直接に関係のないものはどれか.
1. JOT　　2. 児童虐待の有無　　3. シンガポール宣言
4. イスタンブール宣言　　5. スペイン・モデル

［宮島光志］

第7章

終末期医療と
生命倫理

　愛する人と離別し，憎悪や怨念が募り，求めても得られ
ず，身体の自由から記憶力に至るまで諸々の能力が衰えてし
まう．より根源的な「生老病死」の四苦とそうした苦難・困
苦を併せて，仏教では「四苦八苦」と称する．この厭世観に
反撥する人もあろうが，古人はその智慧を杖にして困難な人
生を歩んできた．

　若い皆さんにとっても，老いて，病んで，死にゆく苦しみ
は，まず近親者が直面する問題として現実味を帯びてくるは
ずである．そして近い将来，薬剤師としての職業生活上で
も，薬局と院内とを問わず，さまざまな形で終末期の患者・
家族に対するケアに携わることであろう．そしてもちろん，
いずれは皆さん自身がみずからの終末期を生きなくてはなら
ないのである．

　そうした公私にわたる将来展望に立って，本章では，現代
の終末期医療が「社会の医療化／医療の制度化」を推進しな
がら，前途を模索している状況を理解してもらいたい．その
際には，特に医療と介護・福祉の連携強化にまず注目すべき
である．そして，個人と社会が終末期の身の処し方に四苦
八苦する現実を直視しながらも，人生における有終の美や，
「人生の物語」を統合する智慧についても，思いをめぐらせ
てもらいたい．

［宮島光志］

1 終末期医療とは何か

終末期の定義の変遷〜日本医師会の生命倫理懇談会答申　1992年の報告書では，「末期医療（または終末医療）というのは，患者が近いうちに死が不可避とされる疾病や外傷によって病床に就いてから死を迎えるまでの医療を指している．その期間は，人によってまちまちであろうが，6ヶ月程度，あるいはそれより短い期間のものが想定される」と定義された．しかし，2006年の報告書では，この定義は，主に同様の進行の仕方のがんによる死亡を想定しているものであり，終末期は，がんの進行の仕方の違い，高齢者の死，「小児の難病，神経難病，さらには緊急医療のような場面」など多様であるため，「死に至るまでの時間が限られているということを，考慮に入れる必要があるような状況下における医療」という広義の定義が提示された．2008年の報告書では，終末期は，主治医を含む複数の医療関係者が，「最善の医療を尽くしても，病状が進行性に悪化することを食い止められずに死期を迎えると判断」し，「患者もしくは患者が意思決定できない場合には患者の意思を推定できる家族等」が，終末期であることを理解し納得した時点から死亡までと定義され，余命に基づく定義は回避された[1]．この定義は，2008年に厚生労働省により出された「終末期医療に関するガイドライン」（＝「人生の最終段階における医療・ケアの決定プロセスに関するガイドライン」〔2018〕）における，「患者が終末期の状態であることの決定は，医師を中心とする複数の専門職種の医療従事者から構成される医療・ケアチームによって行う」という文言を踏まえたものである[1]．

意思決定のプロセス　2008年の日本医師会「医師の職業倫理指針〔改定版〕」によれば，近年の緩和医療の発達にともない，積極的安楽死を実施する必要性は少なくなっており，議論の焦点は延命措置の差し控えと中止になっている．上記の厚生労働省のガイドライン（2018）によれば，本人の意思確認ができる場合は，「本人と医療・ケアチームとの合意形成に向けた十分な話し合いを踏まえた本人による意思決定を基本」とするとある．患者本人が末期における延命治療を拒否した場合，本人のみならず，家族の覚悟が問われる．そのため，家族等とも十分に話し合いを重ねて合意を得ることが重要とされる[2]．本人の意思確認ができない場合，「家族等が本人の意思を推定」する．それが可能でない場合，「本人にとって何が最善であるかについて」の方針を家族等か，医療・ケアチームがとる．したがって，患者の意思確認ができない場合，家族は重要な役割を演じる[2]．しかし，終末期医療における決定において家族等へ比重をかけることにも難点があ

る．それはつまり，「家族等で見解が一致しない」ことや，家族等が「本人の意思を実現しようとしていない」ことなどが起こりうるからである[2]．

超高齢社会における終末期医療　日本における高齢化は急速に進展しており，2030 年には後期高齢者が 20％となり，高齢者世帯における独居高齢者が 36.2％になると予測されている．終末期を見据えた高齢期の生き方が問われる[2]．「本人と家族の意思の不一致」の場面は，たとえば，胃瘻(いろう)や気管切開を受け入れる本人の在宅生活の希望と，ケアを担う家族の負担との間に現れる．このような場合，家族の思いを慮(おもんぱか)り，本人が延命措置を諦めれば，本人の意思は尊重されないことになり，問題である[3]．医療者が患者の意思尊重の原則の下，延命治療の不開始・中止も選択肢にもちつつ，生命の保護への比重を従来より軽くして話し合いを進めれば，患者の真の心情が吐露されないまま，真意と裏腹の患者の意思充足という事態が起こりかねない．家族も含めた苦悩の長いプロセスを共に担う姿勢を医療者が示すことにより，家族の苦悩が軽減されている様子を見ることで，患者の生存意欲は高まる可能性もある[4]．また，延命治療の不開始・中止の社会的容認により，周囲に多大な負担をかけているのではないかと自責の念を抱いてしまう社会的圧力が患者にかかるのではないか，という論点もある[4]．独居高齢者が意思決定能力を失っている場合，問題はさらに先鋭化する．日本医師会の生命倫理懇談会の 2017 年の報告書では，医療・ケア提供者が本人の人生観や価値観を周囲の者から情報収集するとある．何の情報も得られない場合も，患者の最善の利益基準に則(のっと)り，必ずしも「生命保存的選択をするということではない」とある[2]．

　日本医師会の第XIII次生命倫理懇談会答申（2014）は，医師の法的免責が関心事項となっている[1]．一方，「疑わしきは生命の利益に」という原則に則り，患者の生命保護を優先させるべきという論点もある[5]．最善の利益基準の客観性に対しては，「人間の尊厳」侵害[5]，拡大解釈，経済的考慮優先等の危惧がある．

〔船木　祝〕

【参考文献】
[1]　加藤尚武「終末期医療のガイドライン―日本医師会のとりまとめた諸報告書の比較検討」飯田亘之・甲斐克則編『終末期医療と生命倫理』生命倫理コロッキウム 4，太陽出版，pp.119-137，2008.
[2]　日本医師会「第 XV 次生命倫理懇談会答申　超高齢社会と終末期医療」2017.
[3]　日本医師会「平成 24・25 年度生命倫理懇談会答申　今日の医療をめぐる生命倫理―特に終末期医療と遺伝子診断・治療について」2014.
[4]　船木　祝『響き合う哲学と医療』中西出版，2020.
[5]　甲斐克則「法律からみた尊厳死」医療教育情報センター編集『尊厳死を考える』中央法規出版，pp.77-96，2006.

2 緩和ケアとアドバンス・ケア・プランニング

緩和ケアとは　世界保健機関（WHO）の定義によれば，緩和ケアとは，生命を脅かす疾患による問題に直面する患者とその家族に対して，痛みやその他の身体的，心理的，社会的な問題，スピリチュアルな問題を早期に発見し，的確な評価と処置を行うことによって，苦痛を予防し和らげることで，QOL（quality of life）を改善するアプローチである [1]．それは死を早めたり遅くしたりすることを意図するものではなく，患者が最期まで積極的に生きることを支援する．多職種によるチームアプローチで，その人の自律と選択を尊重したケアを提供する．

　現代の緩和ケアの起源はホスピスにある．1967 年にシシリー・ソンダースがロンドンの聖クリストファー病院に最初のホスピスを開設して以来，ホスピスでは，これ以上積極的治療の効果が見込まれない人や治療を望まない人たちを受け入れ，全人的ケアの思想に基づいて，苦痛の緩和や精神的なケアを提供してきた．もともとホスピス・緩和ケア病棟はがん患者を対象としていたが，それ以外の病気の人々を受け入れる施設も増えてきている．

　現在では，緩和ケアは積極的治療を受けない人たちだけのものではなく，病気が診断されたときから開始され，病気に対する治療と同時に行われるものとされる．病気の進行等のために治療が難しくなってくるにつれて，病気そのものに対する介入の比率は減り，緩和ケアの比重が高くなっていくだろう．主治医や担当看護師，薬剤師などによって行われる心身の苦痛の緩和は「基本的緩和ケア」，緩和ケアチームや緩和ケアの専門家らによって提供されるケアは「専門的緩和ケア」と呼ばれる．緩和ケアは，緩和ケア病棟だけでなく，一般病棟や外来でも，また在宅や高齢者施設等の訪問診療・訪問看護でも行われている．

アドバンス・ケア・プランニング　病気が悪化したときにどのようなケアを望むかについて，前もって自分の意思を示しておく手段としては，事前指示書（アドバンス・ディレクティブ）がある．しかしこれは通常，文脈や状況に関わらずケアを指定するものであるため，作成時の想定と状況が違っていた場合に適切な対応が難しいなどの問題がある．その人の意思を尊重したケアを可能にするためには，むしろ医療・ケアに携わる人たちや家族が，その人のこれまでの人生や社会的役割，人間関係などを含めて，その人の価値観や考え方を共有して理解しておくことが重要である．ここから，本人や家族と医療職者等が話し合って，その人が何を大事にしており，どのようなケアを望むのかを共有していくアドバンス・ケア・プランニング（ACP）が提唱されるようになった．

　ACP は，特に終末期のケアについて話し合うことを指す場合もあるが，より広くは将来の医療・ケアについての意思決定支援とされ，健康なうちから行うことも推奨されている．厚生労働省は 2018 年に「人生会議」という愛称を決めて広報活動を行っている．

ACP を行うタイミング　専門職者から見た場合，先々のケアについていつ・どのように話し合いを持つかは重要なポイントである．一般には早いうちから話をしておくことが重要だと言われる．しかし十分な信頼関係や本人の心の準備ができていない中で無理にそのような話をした場合，その人の心身に悪影響を及ぼしたり，ケアチームとの関係を悪化させたりするおそれがある．話し合いを強要するのではなく，適切なタイミングを見計らって行わなくてはならない．他方，医療者にとっても，本人や家族に悪い知らせを伝えること，特に治療の効果が見込めなくなってきたときにどのように話をしていくかということは難しく，大きな負担となる．お互いに ACP の話を切り出さず先送りにしたまま，目先の治療計画だけを話すような状況が続くとき，この患者－医療者関係は「なれ合い（collusion）」と呼ばれる．こうした中でその人の状態が悪化していった場合，家族もケアチームも「こんなはずではなかった」と後悔することになりかねない．

　ACP は一度きりのものではなく，状況の変化に合わせて行われる継続的な話し合いである．複数の専門職者がそれぞれ違う部分について話をすることもある．話し合いでは，医療者側から情報を伝えることも必要だが，それ以上に，その人の語りや思いを聞くことが重要である．共感的に聞く態度や感受性が求められる．状況の変化や時間の経過によって，本人や家族の希望が変わってくることもあり得る．一度合意した後でも，引き続き多職種でかかわり続ける中で患者や家族の気持ちを捉え，その都度情報共有しながら柔軟に対応していくことが必要である．

意見が違う場合　家族からは，効果が見込まれなくなっても治療の継続が強く要望される場合がある．原則としては，本人や家族の希望があったとしても，無益な治療は行うべきではない．しかし十分に説明した上で，それが害にならないのであればやってもよいという考え方もある[2]．また本人と家族の意見が違う場合もある．原則は本人の意思を尊重すべきであるが，後に残された家族に後悔が残るようなことも望ましくはないだろう．具体的な状況や本人・家族の来歴はそれぞれ異なるのだから，一律にこうすべきということは難しい．その状況に応じて，丁寧に話し合いをしていく他はないだろう．　　　　　　　　　　［小林道太郎］

【参考文献】
［1］　WHO, Palliative Care（https://www.who.int/cancer/palliative/definition/en/）
［2］　森田達也・白土明美『エビデンスからわかる 患者と家族に届く緩和ケア』医学書院，2016.

3　各国の終末期医療に関する法制度

　近年，患者の死期を早めることにつながる医療的な処置の是非が社会的に大きな注目を集めている．注目を集めている処置には，大きく二種類がある．ひとつは，患者が生命維持のために呼吸器や透析や人工的水分栄養補給といった医療を必要としている場面で，当の医療を差し控えたり，一度開始した医療を中止したりすることである．もうひとつは，呼吸不全などを引き起こす致死的な薬剤を患者に与える行為である（国内では，前者を「尊厳死」，後者を「安楽死」などと呼んで区別することが多い）．海外には，これらの処置について，許容できる場合を法的に定めている国や地域が存在する．

生命維持治療にかかわる法制度　まず生命維持医療の見送りから言えば，アメリカ合衆国（米国）では，すでに1990年には有名なクルーザン事件の判決があった．これは，患者には，たとえ生命維持に必要であっても望まない治療であれば一般に拒否する権利があることを示した連邦最高裁判所の判決である．その後，現在までに50の州すべてで，リビング・ウィルなどの事前指示に基づく生命維持医療の中止と差し控えを容認する趣旨の法律が整備された．

　最初に法律を設けたカリフォルニア州の自然死法によれば，将来の治療を拒否する内容の書類（事前指示書）に署名したときの本人が18歳以上で判断力を有していたこと，現在の患者は終末期の病態にあるか意識を不可逆的に喪失するかしており，自分の治療を選択することができない状態にあること等の条件を満たしている場合，事前指示書に従って生命維持に必要な医療であっても見送ることができるとされている．

　主に今世紀に入ってから，同様の趣旨の法律を作る国や地域が他にも多く現れてきている．イギリス，ドイツ，オーストリア，イタリアや，デンマーク，フィンランド，オランダ，ベルギー，スイスなど欧州の各国に加えて，カナダとオーストラリアでも，それぞれ一部の州が同様の法律を設けた．さらにアジアでも台湾や韓国，シンガポール，タイで法律が作られている．

安楽死の法制度　次に，医師が患者に致死薬を与えることに関しては，やはり主に今世紀の初頭から，数は比較的少ないものの，合法化する国や地域が現れ始めた．この分野の法律は，国際的に，医師が致死薬を処方するだけ（実際に薬を服用するかどうかは患者に委ねる）場合と，注射器などを使って医師が致死薬を投与までする場合とを区別していることが多い．米国では，1997年のオレゴン州を皮切りに，ワシントン州やバーモント州など8つの州とコロンビア特別区で，

患者に致死薬を処方する医師の行為が合法化された．カリフォルニア州とモンタナ州でも，州の最高裁判所がやはり致死薬の処方を容認する判決を下している．また，スイスでも，致死薬を処方する行為は刑法の規定に反しないとする解釈があり，実際に容認されている．

　オランダ，ベルギー，ルクセンブルクのベネルクス三国では，いずれも 2000 年代に，致死薬の処方と投与の両方が合法化された．その後，オーストラリア（一部の州のみ）とカナダでも同様の法律が作られた．南米のコロンビアでは，2015 年に，致死薬の投与だけが合法化された．

　米オレゴン州の法律は，致死薬の処方を容認した世界初の法律である．この法律は，患者が終末期であることと，患者に判断力があり，うつなどの症状がないことを，致死薬を処方してもらえるための条件としている．また，患者は，自分の症状と予後，緩和ケア等の他の選択肢について説明を受けたあと，口頭と書面の両方で致死薬の処方を要請しなければならない．とくに，本人の希望が確かなものであることを確認するため，最初の意向表明から 15 日以上待って，そのあと再び本人が要請するまで，致死薬は処方されてはならないとされている．

　致死薬の投与を世界で最初に合法化したオランダの法律は，要件として，患者が病状や予後について説明を受けたあと熟慮のうえで自発的に要請していること，耐えがたく永続的な苦痛があること，解決方法が他にないと考えられること，担当医が他の医師とも相談していること等を挙げている．尚，オランダでは，個人はリビング・ウィルを用いて将来の致死薬投与を要請することも可能である．すなわち，16 才以上の個人によって事前に用意された書面での要請が残されていれば，投与の時点で本人に判断力がなくても，病人に致死薬が投与されてよいとしている．

日本の場合　国内には，生命維持医療の見送りや致死薬を与える行為について定めた法律は存在しない．ただし，2000 年代の前半から，呼吸器を取り外して患者を死なせた医師が逮捕されるケースが相次いだため，国や関連する学協会等が終末期医療の倫理に関するガイドラインをそれぞれ独自に作成して公にした．いずれも，生命維持医療の差し控えと中止の一部を容認する内容である．

　たとえば，厚生労働省「人生の最終段階の医療・ケアの決定プロセスに関するガイドライン」(2018 改訂) は，医療の差し控えや中止を含む決定がなされる場合，医師から患者に十分な情報提供がなされていること，多専門職種から成る医療者のチームと患者との話し合いがなされていること，患者の意思に従うことを基本としつつチームで方針決定がなされていること，話し合いの内容は文書で記録すること等が重要だとしている．なお，こうした国内のガイドラインはいずれも致死薬の投与や処方については全面的に禁止しているか，対象外としている．

［有馬　斉］

4　安楽死・尊厳死・治療の中止

　抗生物質，人工的水分栄養補給，心肺蘇生，呼吸器，透析，臓器移植などは，どれも病人の生命維持や延命に役立つ技術である．しかし，場合によって，これらの技術を使ってもあまり長い延命は期待できなかったり，延命や技術利用に苦痛が伴うなどして患者に大きな負担がかかったりする．そこで，延命のチャンスを逃すことになっても，医療を差し控える，あるいは中止するという選択がなされることがある．

　また，専門の医師によって毒性の強い薬品の投与を受けるなどすれば，ただ生命維持に必要な措置を止めてもらうよりも安楽で，かつ速やかに死ぬことも技術的に可能である．たとえば，バルビツール酸系の鎮静剤と筋弛緩薬とを順に静脈注射されると，人はまず昏睡状態に導かれたあと，そのまま呼吸不全をおこす．20 分ほどで，苦しむことなく確実に死ぬことができるとされる．

日本での事例　国内では，とくに 2000 年代から，生命維持医療の中止が社会的に注目を集めてきた．2004 年に北海道，2006 年には富山県の病院などで，呼吸器を止めて意識不明のがん患者などを死なせたとして医師が逮捕されるケースが相次いだ．また，2018 年には，東京都の病院で，透析の中止により腎臓病の患者が死亡している．このケースでは，遺族が担当医を訴えている．

　医師が患者に致死薬を投与したケースとしては，1995 年の東海大学病院の事例と，2009 年の川崎協同病院の事例で，医師が有罪判決（殺人罪）を受けた．2019 年には，日本人の神経難病患者が，致死薬の処方を受けるためにスイスへ渡航し，実際に死亡するまでの様子が NHK の番組で放映され，話題になった．2020 年には，やはり神経難病の患者が，SNS で知り合った医師からバルビツール酸系剤の投与を受けて自宅で死亡している．この事例も大きく報道された．

死の原因の問題　以上のようなケースはいずれも患者の生命短縮につながる行為だという点で共通しているが，倫理的，法的な是非に関する一般の評価はケースによってさまざまである．評価を左右する要素はいくつか考えられる．

　まず，生命維持医療の中止や差し控えと，致死薬の使用とを比較すると，後者の方が前者よりも倫理的な問題は大きいと考えられていることが多い．これは，前者では死の原因はあくまで病気にあり，治療しないという医療者の行為はただ患者を死なせることであるにすぎないという理解があるためである．これと比べて後者では，致死薬を使うという医師の行為が死の原因そのものであり，患者を殺すことに該当する，と捉えられていることが多い．

　事実，終末期医療の倫理に関しては，国や各種団体等がそれぞれにガイドラインを公にしているが，どのガイドラインも，生命維持医療の見送りについては一部容認している．その一方で，致死薬の使用については，全面的に禁止するか，あるいはガイドラインの対象外としている．また，致死薬を投与して患者を死亡させた医師は国内ではいずれも有罪判決を受けている．なお，この区別はとくに重視されており，生命維持医療の見送りを「尊厳死」，致死薬の使用を「安楽死」などと呼び分けることが慣習的になされてきた．

患者の意思の問題　患者の生命短縮につながる処置の倫理性を考える際，もうひとつ重要な点としては，患者本人が状況をよく理解し，よく考えた上で，その処置を望んでいたといえるかどうかの点がある．問題になるのは，たとえば，患者の意識レベルが低下しているなどして，本人の意向が明らかでない場合である．その場合，本人のリビングウィル（意識のあるときに書面上で明らかにしてあった意向）や，家族の代理決定にしたがって患者の死期を早めてもよいかが議論のポイントになる．

　加えて，患者の容体も重要な要素である．よく注目されるのは，余命の長さや，治療や延命に伴う負担の大きさである．ある程度長い延命が期待できる場合や，延命に伴う苦痛がそこまで大きくない場合，他の場合と比べて，患者の生命を維持しなかったり短縮したりすることは許容しにくくなる．たとえば，上述した腎臓病の患者は，報道によれば，透析を継続すれば年単位の生命維持が可能だったとされる．治療しても数か月や数日の余命しか見込めない患者の場合と比較すると，治療中止に関する倫理的な評価は異なってくる．

　さらに，患者の死に関わったのが医療の専門家であるかどうか，とくに患者のことをよく知る立場にあるかどうかも重要である．関わったのが患者をよく知る医療の専門家でない場合，患者が病気から回復する可能性，苦痛緩和のためにできる他の選択肢，状況に関する患者の理解度など，基本的な事柄を確認することが難しい．上述の 2020 年のケースでは，患者は SNS で知り合った医師から致死薬の投与を受けて死亡していた．この医師は嘱託殺人罪で逮捕されたが，国内のガイドラインが認めていない致死薬投与を行っていたことに加えて，とくに医師が患者のことをよく知りうる立場にはなかった点も，問題視された．

　安楽死や尊厳死は許容できると考える人々は，患者の希望が正確な状況理解と熟慮に基づいていて，また患者の容体が非常に厳しい場合などで，それが許容できると主張してきた．他方，慎重派や反対派の人々は，どのくらい容体が厳しければ許容できるのかが曖昧にならざるをえないように思われる点や，また，患者が低所得者や機能障害者や高齢者といった社会的弱者である場合，生命維持にかかる金銭的な負担や，世話や介護に当たる周囲の人々への気兼ねを理由に患者が生命維持を諦めたり，生命短縮を希望したりする危険がある点等を懸念している．　　［有馬　斉］

5 地域包括ケアシステムの構築

地域包括ケアシステムとは何か？　少子高齢化が急速に進行する日本において，団塊世代が 75 歳以上になる 2025 年以降は，医療と介護の需要はさらに増加すると見込まれる．2035 年頭には，すべての団塊の世代が 85 歳以上となり，2040 年には死亡者数がピークに達する[1]．

　21 世紀になって，高齢者が要介護状態等となっても，住み慣れた地域で最期まで自分らしい生活を続けることができるよう，医療・介護等のサービスを提供するシステムの構築の必要性が訴えられてきた[2]．2011 年の介護保険法改正では，「医療，介護，予防，住まい，生活支援サービス」が継続的に提供される地域包括ケアシステムの必要性が強調された．高齢化の進展状況は地域により大きな差があるため，それぞれの地域が主体となってケアシステムを構築することが求められている．法的には，「持続可能な社会保障制度の確立を図るための改革の推進に関する法律」（2013 年 12 月 5 日成立）により，地域包括ケアシステムは，「地域の実情に応じて，高齢者が，可能な限り，住み慣れた地域でその有する能力に応じ自立した日常生活を営むことができるよう，医療，介護，介護予防，住まい及び自立した日常生活の支援が包括的に確保される体制」と定義された（同法 4 条 4 項）[3]．

5 つの要素　このように，地域包括ケアシステムは，医療・介護・予防・生活支援・住まいの 5 つの要素で構成される．これらが連携し，一体となって機能することが求められる．まず，生活の基盤である「住まい」が確保されなければならない．必要が生じれば，介護保険外のサービス，近隣住民の支えによる食事，掃除，洗濯などの「生活支援」が提供されることが求められる．また，地域住民，NPO 等が中心となり，たとえば，サロン，認知症カフェ，体操教室などを通じた「介護予防」のための，ボランティア等の担い手となる地域の高齢者が育成されることも求められている．そして対象となる高齢者の状況に応じて，施設を利用しながら，専門的な介護・リハビリテーションが必要となる．急性期には医療機関で専門的医療ケアを受ける必要がある．さらに，これらの要素を根底では，「本人の選択と本人・家族の心構え」が支える[3][4]．

4 つの助　地域を支える負担を誰が担うのかという観点から，「自助・互助・共助・公助」という区分が提案されている．少子高齢化や財政状況から，公の税による負担である「公助」や，介護保険及び福祉サービスに対する被保険者の負担である「共助」の拡充は困難である．今後は，自分のことは自分でし，自費でサービ

スを購入するといった自己負担の「自助」，及び，地域住民やボランティア等の支援による「互助」の役割が大きくなる[1].

地域マネジメントにおける「場」　現在，地域の実態を把握し，課題を分析し，計画を作成・実行，活動を継続的に改善していく「地域マネジメント」の議論が深化している．地域の実情は地域ごとに異なるため，それぞれの地域の人口密度，確保できる人員体制，地域資源の違いに応じて，地域包括ケアシステムの構築が求められる．そこで必要になるのが，立場や利害の異なる関係者間で共通の目標を定め，具体的に話し合いを進めるため，行政が，地域ケア会議やサービス事業者協議会，各種協議会等といった「場」を設置することである．とくに，各自治体の地域包括支援センターが主催する「地域ケア会議」には，専門家だけではなく，町内会やボランティア団体の代表者，民生委員などの地域の支援者が参加する[1].そこで地域の実情に見合った具体的提案がなされることが重要となる.

　地域包括ケアシステムの構築においては，一般財源による「公助」や介護保険及び福祉サービスによる「共助」に比して，「自助」及び自発的な支え合いである「互助」の重要性が強調される．このような下からの視点も重要ではあるが，貧困や社会的孤立等の問題を注視するような，高齢者の全体の状況を見据えた，行政の視点を含む全体的な視点も重要である[5].

　さらに 2040 年には，現役世代が急減し，医療・福祉の現場における一層の人手不足が危惧されている．そこで現在，地域住民が，高齢者介護分野においてだけではなく，子育て，障害者，生活困窮者等の問題においても，主体的に支援し合うような，地域共生社会の実現という政策課題も推進中である[6][7].　［船木　祝］

【参考文献】
[1]　地域包括ケア研究会「地域包括ケアシステム構築に向けた制度及びサービスのあり方に関する研究事業報告書」（厚生労働省，平成 28 年度 老人保健事業推進費等補助金老人保健健康増進等事業）2017.
[2]　地域包括ケア研究会「報告書〜今後の検討のための論点整理〜」（厚生労働省，平成 20年度 老人保健事業推進費等事業）2008.
[3]　橋爪幸代「高齢期の生活を支える制度と課題」『医学哲学・医学倫理』37，pp.90-94，2019.
[4]　地域包括ケア研究会「地域包括ケアシステム構築に向けた制度及びサービスのあり方に関する研究事業報告書」（厚生労働省，平成 27 年度 老人保健事業推進費等補助金老人保健健康増進等事業）2016.
[5]　河合克義『老人に冷たい国・日本―「貧困と社会的孤立」の現実』光文社新書，2015.
[6]　厚生労働省「地域包括ケアの深化・地域共生社会の実現」2016.
[7]　厚生労働省地方厚生（支）局業務支援特別プロジェクト推進室「2040 年を見据えた社会保障・地域共生社会」2020.

基本事項・コアカリ演習⑧

終末期医療からエンドオブライフ・ケアへ　わが国では久しく「ターミナルケア」やその邦訳「終末期医療／末期医療」という呼称が一般的であったが，2015 年に厚生労働省が「人生の最終段階」（エンドオブライフの和訳）という表現を提示して以来，「人生の最終段階における医療・ケア」「エンドオブライフ・ケア」が広まりつつある．これらの表現は（少なくとも「終末期医療」と比べて文字数も多く）煩雑であるが，そこには物悲しさの忌避という語感上の配慮だけでなく，超高齢社会という現実を見据えた建設的な議論への意思が認められる．だが，そうした表記法への拘泥よりも指示内容を正確に理解することの方が大切であり，厚生労働省の「人生の最終段階の医療・ケアの決定プロセスに関するガイドライン」（2018 年改訂版，同省 HP で公開）を是非とも参照してもらいたい．

安楽死と尊厳死をめぐる内外の情勢　米国と日本の重要事項を略年譜で示す．

1976 年　米国カリフォルニア州で「自然死法」制定→リビングウィルの制度化
1985 年　米国カレン・クィンラン事件（1975-）判決→尊厳死（死ぬ権利）を認める
1990 年　米国ナンシー・クルーザン事件（1983-）判決→栄養補給の停止を認める
1995 年　東海大学附属病院事件（1991，薬物投与）の判決→積極的安楽死の 4 要件
2004 年　北海道立羽幌病院事件（人工呼吸器取り外し）および判決→不起訴処分
2006 年　富山県射水市民病院事件（2000-5 に 7 件の人工呼吸器取り外し）が表面化
2007 年　厚生労働省「終末期医療の決定プロセスに関するガイドライン」を公表
2009 年　川崎協同病院事件（1998，薬物投与；2001 発覚）の最高裁判決→殺人罪

地域包括ケアシステム　「持続可能な社会保障制度の確立を図るための改革の推進に関する法律」（2013）に基づく．厚労省はさらに「地域共生社会」の実現に向けた改革を推進中．

【演習 1】　人生の最終段階に自分がどのような医療を受けたいかについて，あらかじめ文書で示しておくのはどれか．
　1．アドボカシー　　　2．リビングウィル　　　3．セカンドオピニオン
　4．プライマリー・ケア　　　5．インフォームド・コンセント

【演習 2】　東海大学附属病院事件における横浜地裁判決（1995 年 3 月）で，積極的安楽死の許容要件（4 要件）とされなかったのはどれか．
　1．家族の意思表示がある．　　　2．患者の明示的意思表示がある．
　3．耐えがたい肉体的苦痛がある．　4．死が不可避で死期が迫っている．
　5．苦痛を除去・緩和する代替手段がない．

［宮島光志］

第8章

先進医療と生命倫理

　人類は不老長寿の妙薬に憧れ続けた．また洋の東西を問わず各種の変身譚が語り継がれ，そうしたファンタジーは特に若者から支持されてきた．人生の現実が四苦八苦に満ちていると頭で分かりながらも，心では常に不老不死を願い，転身物語に心躍らせ，ときに起死回生を夢見るのが人間であろう．

　医療行為や医薬品開発はエビデンスに基づいた地道な探求の積み重ねであり，荒唐無稽なファンタジーとはわけが違う．そう眉を顰める人もあろうが，人類を苦しめる全疾患を敵に回して，世界中の医療従事者と医薬学研究者が戦いを挑んできた．それが数十年来の先進医療の歩みである．

　本章では，遺伝子診断・治療，再生医療，クローン技術，難病治療という，相互に密接に関連する諸分野について，全体像を概観する．さらには人間の心と深く関わる脳科学と脳神経倫理学，および人間観の根幹に関わるエンハンスメントの問題についても，新たな動向を紹介する．

　薬学生の皆さんには，そうした医療行為や医薬品開発を2つの局面から観る目を養ってもらいたい．それはミクロコスモス（小宇宙＝人体）に関する地道な探求の積み重ねとマクロコスモス（大宇宙＝社会）における大規模な資金の還流であって，倫理性が問われるゆえんである．　　　　　　［宮島光志］

1　遺伝子診断・治療

遺伝子・ゲノム解析研究の著しい進歩　1800 年代にオーストリア帝国出身の修道院の司祭であったグレゴール・メンデルによる遺伝の法則の発見（1865 年に発表するが，彼の死後 1900 年にようやく再評価される）から，遺伝子についての研究が本格的に始まり，1953 年には米国人研究者ジェームズ・ワトソンと英国人研究者フランシス・クリックによる遺伝子の正体である DNA 分子の二重らせん構造が明らかにされた．この発見は 20 世紀最大の発見とも言われる．

　その後，21 世紀に入り，遺伝子・ゲノム解析研究は目覚ましい発展を遂げ，ライフサイエンス全体に影響を与え，植物，動物，細菌などに対する遺伝子技術は，今日では，医療をはじめ農林水産業や食品加工業，環境分野など様々な方面において実用化されている．

バイオ医薬品・遺伝子治療薬　バイオ医薬品は，遺伝子組換え技術や細胞培養技術を用いて製造した，有効成分がタンパク質由来（成長ホルモン，インスリン，抗体など），または生物由来の物質（細胞，ウイルス，バクテリアなど）等により産生される医薬品である．バイオ医薬品は多様で特異的な標的を持つことから，これまで治療薬のなかった病気や，最先端の治療を提供する新しい道を開くことが期待されている．

　バイオ医薬品は，人体が自然に産生する分子の構造に似ているので，多くの病気において高い治療効果が見られると同時に，病気の診断にも役立つことが期待される．過去 30 年間，バイオ医薬品における医学的進歩により，がん，糖尿病，C 型肝炎及び慢性腎不全のような多くの慢性疾患だけではなく，クローン病や関節リウマチなどの自己免疫疾患への治療も可能となってきた．

　2019 年 5 月には新型のがん免疫治療薬として，白血病治療薬の CAR-T（カーティ）細胞療法が保険適用となった．患者の免疫細胞である T 細胞を取り出し，CAR 遺伝子を導入してがん細胞を見つける能力を強化したうえで，患者の体内に戻して治療する方法である．同じく 2019 年 9 月には日本初となる遺伝子治療薬「コラテジェン」が登場し，重症の動脈硬化患者の足の血管を再生する薬として保険適用となった．さらに，2020 年 5 月には遺伝子治療薬「ゾルゲンスマ」が，2 歳未満の脊髄性筋委縮症への治療薬として保険適用となったが，1 億円以上の薬価となり国内最高額となった．従来の薬では定期的な投与が必要であったが，一度の投与で済み高い治療効果が得られる．しかし，大変高額であることは限られた人のみがこの先端医療の恩恵を受けることができることを意味する．先

端医療の恩恵を一人でも多くの人々がタイムリーにかつ安価な価格で受けられるような医療を取り巻く諸環境の整備が必要である.

がんゲノム医療 がんは，遺伝的なものや，ウイルス感染等による後天的な細胞のゲノム変異を原因として，細胞が無秩序に増殖し，他の組織や臓器に転移する性質を獲得することにより発症することが明らかになってきた. このため，がん組織を摘出または採取し，そのゲノムを調べることによりその性状を確認することが可能となる. ヒトの細胞は約 30 億個の塩基対により構成されているが，個々の患者のがん細胞を調べると，患者ごとに変異のパターンは異なっており，さらに患者一人ひとりのがん組織の中でも，その組織を構成する個々の細胞ごとに変異のパターンが微妙に異なることも分かってきた. つまり，がんは患者ごと，細胞ごとに多様であり個体差が大きい. さらに治療薬の投与等により，時間軸でもゲノムの変異が異なり，それにより薬が効きにくくなるなどがんの性質が変化することも分かってきた. 次世代シークエンサー等（次世代シークエンサー／シーケンサー〔NGS: Next Generation Sequencer〕：2000 年半ばに米国 Illumina 社が中心となり開発された，遺伝子の塩基配列を高速に読み出せる装置）を用いたゲノム解析を医療現場で用い，患者ごと，細胞ごとのゲノム変異を明らかにし，その結果に即して行う医療が，がんゲノム医療である.

2018 年 3 月に閣議決定された第 3 期がん対策推進基本計画においては，がん医療の充実の一つとしてがんゲノム医療が位置づけられた. 具体的には，がんゲノム医療提供体制の整備として，がんゲノム医療を必要とするがん患者が，全国どこにいても，がんゲノム医療を受けられる体制を構築するため，全国にがんゲノム医療中核拠点病院を 12 箇所，がんゲノム医療拠点病院を 33 箇所指定し，さらにがんゲノム医療連携病院を 161 箇所公表している（2021 年 4 月 1 日現在）. これらの医療機関においては，専門的ながん医療の提供，がん診療の地域連携協力体制の構築，がん患者・家族に対する相談支援及び情報提供等を行っている.

がんゲノム医療の推進には，研究開発やデータ収集が不可欠であり，今後はより積極的な患者の治験への参加も求められてくる. がんゲノム医療が推進されることにより，近未来のがん医療には期待が膨らむ. しかし，先端医療においては，十分なインフォームド・コンセントの実施が重要であることはもちろん，あくまで目の前にいる治験対象患者にとって，QOL（Quality of Life）の観点も含め，最善の治療法（Best Practice）は何かということを医療現場では常に忘れてはならない. ［一戸真子］

【参考文献】

[1] 日本医師会「第 XIV 次生命倫理懇談会答申 遺伝子診断・遺伝子治療の新しい展開—生命倫理の立場から」（https://www.med.or.jp/dl-med/teireikaiken/20160608_3.pdf）

2　再生医療

一般的な定義　「再生医療」とは「患者さん自身の細胞・組織又は他人の細胞・組織を培養等加工したものを用いて，失われた組織や臓器を修復・再生する医療」である（日本再生医療学会「再生医療ポータル」用語集）．『平成 27（2015）年版 科学技術白書』では「国民生活に変化をもたらした科学技術の進展」として「ヒト iPS 細胞による再生医療と創薬」が掲げられ，再生医療とは「病気やけがで失われたり損傷したりした臓器や組織に，体外で培養した細胞等を移植し，失われた機能を補うもの」と定義されている（同書 p.38，文部科学省 HP）．

3 種類の幹細胞とその倫理問題　再生医療は，臓器・組織移植による拒絶反応・免疫抑制および人工臓器・組織による生体適合性などの医学的問題を克服する画期的な治療法として，多方面への応用が期待されている．その鍵を握るのが「幹細胞」であり，自己複製能（自分と同じ能力を持つ細胞を複製する能力）と多分化能（異なる系列の細胞に分化する能力）を備えている．再生医療には主に 3 種類の幹細胞が用いられる．①体性幹細胞（皮膚幹細胞，角膜幹細胞，骨髄間葉系幹細胞，脂肪間葉系幹細胞など）は，分化できる組織の種類および培養の継続可能性が大幅に制限されているが，成人の組織中に存在するため採取が容易であり，自己細胞を用いれば免疫拒絶もなく，腫瘍化の例も少ないという利点がある．②ES 細胞（embryonic stem cells；胚性幹細胞）は，多分化能の高さと培養の無限性という利点を持つが，生殖補助医療で生じた余剰胚などを利用することの是非や，人クローン胚を用いる場合にクローン人間製造が危惧されるなどの深刻な倫理問題を宿している．③iPS 細胞（induced pluripotent stem cells；人工多能性幹細胞）は，受精卵の滅失という倫理問題とは無縁であり，ES 細胞の分化技術が利用できる点で有利である．だが，遺伝子導入に伴うリスクや腫瘍化し易いという難点が指摘され，その克服が期待されている．

規制の緩和と強化—再生医療関連 3 法　この分野の法規制としては「再生医療等の安全性の確保等に関する法律」（2013 成立，翌年施行，略称「再生医療安全性確保法」）が，再生医療等製品をリスクに応じて 3 種類に定義して，その特性を踏まえた安全対策等の規制を行う（ブレーキ役）．それと同時進行で旧来の「薬事法」が「医薬品，医療機器等の品質，有効性及び安全性の確保等に関する法律」（略称「医薬品医療機器等法」）に改正され，均質でない再生医療等製品について，有効性が推定され安全性が認められた場合，特別に早期に条件を付けて製造販売承認を与える（アクセル役）．またこれら 2 法より先に「再生医療を国民が迅速

かつ安全に受けられるようにするための施策の総合的な推進に関する法律」（略称「再生医療推進法」）が議員立法で成立している．

　これら3法の整備により，再生医療の研究開発から実用化に至るまでの施策が総合的に推進される体制が整った．それと同時に，民間の自由診療として野放しであった一部の再生医療（美容整形，がん免疫療法など）に規制が加えられることになった．この分野では「幹細胞ツーリズム」と称して海外からも積極的に患者を呼び込み，死者を出す事態に至っていたのである．

再生医療関連学会と関連業界の動向　再生医療関連3法が短期間で一気に成立したのは，日本再生医療学会が政府に積極的に働きかけた賜物であると言われる．同学会は並行して「再生医療人の行動基準」を策定して，再生医療に携わる職能集団としての自律性を確保しながら，再生医療に対する理解と信頼を得る努力を重ねている．国も「多能性幹細胞安全情報サイト」（国立医薬品食品衛生研究所遺伝子細胞医薬部）により国民に対する啓発活動を展開している．そして産業界の取り組みとしては，再生医療関連の企業14社が2011年に一般財団法人「再生医療イノベーションフォーラム」（FIRM）を発足させて国内の産学官連携を牽引し，再生医療の産業化に関する国際標準化事業を推進している．

倫理的な熟慮と慎重な態度決定　再生医療の未来について市民（生活者）が実りある議論を展開していくためには，一人ひとりができるだけ正確な知識を身につけて，過剰な期待からも過度な不安からも一定の距離をとる必要がある．その前提となるのは産学官の諸方面からの適切な情報発信である．また，隣接する諸領域（特に生命倫理学）の研究者およびジャーナリズムによる中立的な現状分析と多角的な将来展望が，これまで以上に重要な意味を持つことになろう．

　例えば，強力で迅速な産学官連携事業を謳うことで，各種の不正（研究不正や贈収賄など）の温床となっていないか，研究倫理の観点から研究現場に対する監視が必要である．また，国家的なイノベーションは，当面は自国の福利を目標としても，いずれは人類の普遍的な福祉（国際正義）に寄与すべきである．さらに動物由来の再生医療製品を大量に調達する際には「動物の福祉」への配慮が問われてくる．そして再生医療が国家再生の切り札として期待され，その組織的な推進が急がれる状況下で，個々の市民が個人の尊厳を保って再生医療について（治療を受ける，研究に参加するなどの）態度決定することが大切になる．

　今後わが国の再生医療が一層の発展を遂げるためには，薬学部出身の若手がこれまで以上に再生医療の関連分野に就職して，能力を発揮することが期待されよう．そうした将来の展望も思い描きながら，再生医療分野の最新動向を注視し，倫理問題についても知見を広めて，判断力を高めてもらいたい．　　　　［宮島光志］

【参考文献】
［1］　霜田　求・虫明　茂責任編集『先端医療』シリーズ生命倫理学 12，丸善出版，2012.

3　クローン技術

クローンとは何か　クローンとはもともと挿し木を意味する．例えばツツジの小枝を切り取って土に植えると，別のツツジに育つ．このようにクローンは，ある個体の一部が受精によらないで別の個体になったもののことである．新しい別の個体が元の個体のクローンである．当然ながらクローン個体の遺伝情報（DNA）は，元の個体と同じである．このように植物の場合，クローン個体を人間が作ることは，比較的ありふれた技術である．しかし哺乳類の場合は，これが難しい．

受精卵クローン　受精卵クローンとは，1 つの受精卵から作られた複数のクローン個体のことである．例えば受精卵が 16 個に分裂した段階で，それら 16 個の核（DNA を含んでいる）を，（核を取り除いた）16 個の卵子に入れて，それらの卵子を 16 頭の子宮の中に入れて育てる．うまくいけば，同じ遺伝情報をもった 16 頭のクローンたちが生まれる．ただし，これら 16 頭のクローンはお互いに同じ遺伝情報をもつけれども，父親とも母親とも同じ遺伝情報をもつわけではない．

クローン羊ドリー　1996 年にイギリスのロスリン研究所で，「ドリー」という名のクローン羊が誕生した．ドリーは，受精卵をまったく用いることなく，別の羊の乳腺細胞の核をさらに別の羊の（核を取り除いた）卵子に入れて，その卵子をさらに別の羊の子宮内に入れて育てられた．ドリーは，世界で初めて受精卵からではなく体細胞から作られたクローン哺乳類である．いったい何のためにこんなことをするのか．主として目指されているのは，最初の羊のクローン個体の大量生産であり，一般的には優秀な家畜と遺伝子的に同じ個体の大量生産である．しかし大量生産するにしても，どうしてクローン個体である必要があるか．クローン個体であることに，それほど大きな利点はない．通常の繁殖によっても十分大量に繁殖させることが可能である．現在のところ，羊のほか，ハツカネズミ，牛，豚，猫，ラット，馬，犬などでクローン個体を誕生させることに成功している．しかし体細胞クローン個体の大量生産は行われていない．

　人間のクローン個体を誕生させることは，日本では「クローン技術規制法」で禁止されている．なぜか．例えば，ある女性が自分の体細胞から，自分の卵子と子宮を利用して，自分と同じ遺伝子をもった子供が欲しいと思ったとしよう．技術的に難しいとか費用がかかるとかいったことは，この女性の妊娠出産を禁止する理由にはならない．生まれてくる子供にとって危険性があるということは言われるかもしれない．しかし危険性は，技術の改良によって減らせるだろうし，生まれてくる子供に仮に障害や病気があったとしても生まれてくるべきでないとは

言えない．では，どうしてこの女性は妊娠出産を禁じられねばならないのか．これは考えるべき重要な問いである．

移植用臓器の作出　はじめに述べたように，クローンとは元々，別の個体を意味する．しかしながら，核を取り除いた卵子に体細胞の核を入れて融合させ胚をつくる，この過程だけを利用することも可能である．こうしてできた胚を「クローン胚」と呼ぶ．クローン胚を個体に成長させるのではなくて，クローン胚を利用して特定の臓器を作り出すことが考えられる．まずクローン胚が胚盤胞になり，そこから胚性幹（Embryonic Stem：ES）細胞を作り出し，胚盤胞は廃棄される．この胚性幹細胞には，個体のあらゆる部分になりうる多能性がある．この多能性を利用して，胚性幹細胞を培養器の中で，しかるべき臓器，例えば心筋細胞や血液細胞に成長させることが考えられている．この方法が有望と考えられているのは，移植を必要とする人にとって，自分の体細胞の核からクローン胚と胚性幹細胞を経て移植用臓器を作れば，拒絶反応が起こらないと見込まれるからである．

　しかしながら培養器の中で幹細胞から立体的な臓器を作り出すことは難しい．そこで次に考えられるのが，人間の臓器を他の動物の中で作ってもらうことである．そのためにはまず，遺伝子操作によって，特定の臓器を欠損するような動物の胚盤胞を作る．例えば，膵臓を欠損するような，豚の胚盤胞を作る．次いで，その胚盤胞に例えば膵臓病患者の胚性幹細胞を入れる．そうした胚盤胞を豚の子宮内に入れて育てる．そうすると，人間の膵臓をもった子豚が生まれる．これが「人–豚キメラ（個体）」と呼ばれる．しかる後に，その膵臓を豚から元の膵臓患者に移植するわけである．こうした仕方で，胚性幹細胞からさまざまな移植用臓器を作り出すことが可能だと考えられている．

倫理的問題　しかし，1つの有力な考え方によれば，人間は受精卵の時点から人間であり基本的人権をもつ．ところが，人間のクローン胚（胚盤胞）は子宮に入れれば赤ちゃんに育つので，その点で受精卵と同じである．したがって，この考え方によれば，受精卵を破壊することが殺人であるのと同じように，（胚性幹細胞を手に入れるために）クローン胚（胚盤胞）を破壊することも殺人であり，決して許されない．そこでさらに次に考えられるのが，クローン胚を利用しないで，胚性幹細胞と同じような幹細胞を作り出すことであり，これが人工多能性幹（Induced Pluripotent Stem：iPS）細胞と呼ばれるものである．もちろん別の考え方によれば，受精卵も胚性幹細胞も人間ではなく細胞にすぎないので，細胞を培養してさまざまな臓器を作り出すことに何の問題もない．

　クローン胚から胚性幹細胞を手に入れる場合には，クローン胚を犠牲にすることが倫理的に問題とされうる．もう1つ，人間の臓器を他の動物の体内で作ってもらう場合にも，他の動物を犠牲にすることが倫理的に問題になりうる．　　　［浅野幸治］

4 脳科学と脳神経倫理学

脳内の可視化が生む倫理問題　脳神経系の基礎研究や医療現場では今日，fMRI
（機能的磁気共鳴画像法）や PET（ポジトロン断層法）が盛んに使われている．
大型の装置による「脳内の可視化」によって医科学研究や医療の質が飛躍的に向
上する一方で，そうした可視化は監視強化を含意し，脳内支配の脅威ともなりう
る．狭義の「脳神経倫理学（Neuroethics）」は元来，脳神経科学の発展に伴う
各種の倫理問題を念頭に置いて，2000 年代初頭の米国で本格化した．

　ところが「脳神経科学の倫理学」だけでなく，それを逆転させた「倫理（学）
の脳神経科学」もまた研究領域に含め，さらには「脳神経科学と社会（共同体）」
をめぐる諸問題までも取り込んで，広義の「脳神経倫理学」が議論されるように
なってきた．以下では広義の脳神経倫理学について議論の概要を紹介する．

国家戦略としての脳科学研究　最初に社会的な観点から，脳科学研究の重要性を
確認しておこう．文部科学省の「脳科学研究ルネッサンス―新たな発展に向けた
推進戦略の提言」（2007；同省 HP）が象徴するように，脳科学は総合的人間科
学を可能とする生命科学的基盤の 1 つとして，欧米諸国と同じく，わが国でも
科学技術政策上の最重要課題に位置づけられてきた．そして短期・中期・長期の
各種目標が設定され，関連する基礎研究と臨床応用に巨額の研究資金が投入され
てきた．ちなみに「社会との調和」の促進として「倫理的・社会的側面の検討」
や「一般の人々と研究者との双方向コミュニケーション」も図られ，2010 年前
後に若手の哲学・倫理学研究者が盛んに脳神経倫理学を論じた．だが短期的目標
に掲げた「脳神経倫理学の確立」については，海外の主要図書の翻訳出版と紹介
論文の量産に終わり，その後は下火になってしまった．

脳科学の臨床応用と倫理問題　脳科学研究の成果を治療に応用した例として，
パーキンソン病などに対する深部脳刺激療法（DBS）が行われている．これは
脳深部に埋め込んだ電極から電気刺激を与えて特定部位の活動を抑える治療法
で，従来の脳深部破壊術より安全に同等の効果が得られるという．倫理的には医
学的適応（治療効果）をめぐるインフォームド・コンセントが重要となる．そし
て基礎研究を行う際にも，被験者の選定と保護が（特に子どもや高齢者，知的障
害者の場合）重要な倫理的要件であり，適切な仕方でインフォームド・コンセン
トを得る必要がある．画像診断を通じて偶然に別の疾患が発見される「偶発的所
見」についても，あらかじめ「告知希望の有無」がインフォームド・コンセント
に盛り込まれるようになった．さらには，筋萎縮性側索硬化症（ALS）により身

体機能が損なわれた患者に対して，BMI（Brain-machine Interface）の技術を用いた生活支援の研究も着実に進んでいる．その際には患者（ないし被験者）の自律性を尊重することが倫理的な根本要件となる．

人間の在り方に関わる倫理問題　　上述の fMRI や PET，あるいは BMI の技術によって，人間の高次脳機能が詳細に研究されている．そして哲学の重要テーマである心身二元論（精神と身体の関係）の問題も，脳神経科学の知見に即して，一元論や機械論の説明が優勢になった．その延長で人間の「自由意志と責任」という倫理学の根本問題も，脳神経倫理学で盛んに議論されている．

　そうした人間観の根本に関わる議論と併せて，脳神経科学の手法を応用した「マインドリーディング」や「マインドコントロール」に対する懸念も話題となっている．そして「ニューロ・エンハンスメント」の問題，すなわち知的能力の改善や性質の矯正を図ることの是非も，重要な議論となっている．

倫理と道徳の解明に挑む脳科学　　半世紀以上も前のこと，一種の市民的教養として，時実利彦の『脳の話』や『人間であること』が愛読された時期がある．日本で脳死問題が議論される前夜に，この先駆的な大脳生理学者は，脳科学者の眼差しで人間を見つめ，独特の温もりを湛えた科学的な筆致で「人間の尊厳」を綴った．今日では国の内外で学際的な社会脳（社会的行動に関わる脳構造）の研究が推進されており，その一環として，倫理的判断のメカニズムのほか，信仰・規範意識・価値判断などの脳内メカニズムが研究されている．その枠内で「尊厳」の意識がどのように解明されるかは，非常に興味深く思われる．

脳神経関連言説の社会的影響力　　「現代とは，要するに脳の時代である．情報化社会とはすなわち，社会がほとんど脳そのものとなったことを意味している．脳は，典型的な情報器官だからである」（養老孟司『唯脳論』「はじめに」，青土社，1989）．こうした脳に関する科学的な言説が社会の注目を浴び，しばしば大きなブームを引き起こしている．たしかに脳と心は不可分であるから，脳は自己理解への有力な通路であり，社会や文化を読み解く重要な鍵と見なされる．したがって市民の関心がそこに向かうのは当然のことである．だが，それを逆手にとって，自己啓発・メンタルヘルス・幼児教育など諸々の分野で，最新の脳科学研究の成果に基づくと謳って，膨大な情報が発信されている．そうした玉石混交の情報を適切に取捨選択し，擬似科学的な言説に惑わされない思慮深さが，現代社会を生きる知恵として重要である．これもまた広義の脳神経倫理学が取り組むべき現実的な課題であり，地道な研究が期待されている．　　　　　　　　　［宮島光志］

【参考文献】

［1］　脳科学辞典（https://bsd.neuroinf.jp/）の項目「脳神経倫理学」「社会脳」（最終閲覧日2021年5月19日）

［2］　霜田　求・虫明　茂責任編集『先端医療』シリーズ生命倫理学 12，丸善出版，2012.

5 難病治療・エンハンスメント

難病患者への理解　2015年1月にようやく制定された「難病の患者に対する医療等に関する法律」（難病法）によると，難病の定義は「発病の機構が明らかでなく，かつ，治療方法が確立していない希少な疾病であって，当該疾病にかかることにより長期にわたり療養を必要とすることとなるものをいう」とされている．つまり難病は，①発病の機構が明らかでなく，②治療方法が確立していない，③希少な疾病であって，④長期の療養を必要とするもの，の4つの特徴を持っているといえる．この定義から難病患者の長きにわたる苦しみが容易に理解できるはずである．病院に行けば何とか病気の治療をしてもらえるという希望や，病人の時は色々と辛かったといったことはごく一般的に言われることであるが，難病患者にとっては治療方法が確立されていない中で希望を持ちながら，長期にわたり患者役割を果たさなければならないのである．

難病治療の医療体制等　難病への医療提供の在り方については，2015年9月「難病の患者に対する医療等の総合的な推進を図るための基本的な方針」に基づき，国及び地方公共団体等が取り組むべき方向性が示され，2018年度からは地域の実情に応じた新たな難病の医療体制の構築および推進を図るものとされた．本方針は，難病患者に対する良質かつ適切な医療の確保及び難病の患者の療養生活の質の維持向上などを図ることを目的としたものであり，難病の患者に対する医療費助成制度の充実や，難病の患者に対する医療を提供する体制の確保に関する事項について示している．

　難病の患者に対する医療を提供する体制の確保に関する事項については，難病は，発症してから確定診断までに時間を要する場合が多いことから，できる限り早期に正しい診断ができる体制を構築するとともに，診断後はより身近な医療機関で適切な医療を受けることができる体制を確保することとし，難病の診断及び治療には，多くの医療機関や診療科等が関係することを踏まえ，それぞれの連携を強化するよう努めることとされた．

　具体的な難病医療の現状の課題としては，①難病の多様性・希少性のため，患者はもとより，医療従事者であっても，どの医療機関を受診（紹介）すれば早期に正しい診断がつけられるのかが分かりづらい，②難病の患者が適切な治療を受けながら日常生活や学業・職業生活を送ることが容易ではない状況となっている，③難病の患者が確定診断を受ける上で，遺伝子関連検査を実施することが増えている一方，当該検査の実施に当たっての患者や家族への説明が必ずしも十分

でないこともあり，患者や家族を不安にさせることがある．④成人期を迎える小児慢性特定疾病児童等が多くなってきているが，それぞれの診療体制の医療従事者間の連携が円滑に進まず，現状では必ずしも適切な医療を提供できていない，などが指摘されている．

　今後の新たな医療体制としては，原則，都道府県に 1 ヶ所「都道府県難病診療連携拠点病院」を指定し，専門領域の診断と治療を提供する機能として「難病診療分野別拠点病院」を，身近な医療機関で医療の提供と支援する機能を果たす「難病医療協力病院」をそれぞれ整備し，難病治療の充実を図っていくこととしている．

エンハンスメント　「エンハンスメント（enhancement）」という言葉は，英語では一般に強化・増大などと訳されるが，医療におけるエンハンスメントというと少し意味合いが複雑になってくる．医療におけるエンハンスメントは，病気の治療のために開発された医科学的な介入手段を能力向上のために用いること，あるいは従来，病気の治療のために用いられてきた医療技術を転用し，健康な身体や精神の機能を向上させるために用いること，増進的介入などと説明される．具体的な例としては，精神疾患治療のための向精神薬の気分改善のための服用や，筋ジストロフィー患者のために研究されている遺伝子操作による筋力増強技術をスポーツ選手の筋力強化に利用する，注意欠如・多動性障害（ADHD：attention-deficit/hyperactivity disorder）の治療に用いられる薬を健康な人の集中力を高めるために服用する，などである．

　医療におけるエンハンスメントの論点は，病気の治療対象者ではなく，健康な人の能力向上や強化などに薬物や医療技術を使用することを社会的に容認した場合，プラスの面とマイナスの面の双方の見方があるということである．治療（トリートメント：treatment）とエンハンスメント（enhancement）との間に厳格な線引きをすべきであるかということについては意見が分かれている．

ニューロエンハンスメント　エンハンスメントは，身体的エンハンスメントと精神的エンハンスメントに大別され，後者はニューロエンハンスメント（NE：neuro-enhancement）と呼ばれている．ニューロエンハンスメントとは，精神神経領域におけるエンハンスメントを意味し，向精神薬を用いた精神機能の向上の是非を中心に活発な議論がある．また，近年では，ニューロエンハンスメントに関する研究が盛んに行われているが，薬理作用のみではなく，脳工学（brain engineering）による侵襲的ニューロエンハンスメントについては安全性の問題を含んでいる．　　　　　　　　　　　　　　　　　　　　　　［一戸真子］

【参考文献】
［1］　難病情報センターホームページ（https://www.nanbyou.or.jp）
［2］　日本難病・疾病団体協議会ホームページ（https://nanbyo.jp）

基本事項・コアカリ演習⑨

統合指針「人を対象とする生命科学・医学系研究に関する倫理指針」（令和 3 年文部科学省・厚生労働省・経済産業省告示第一号）について　「ヒトゲノム・遺伝子解析研究に関する倫理指針」（平成 13 年文部科学省・厚生労働省・経済産業省告示第 1 号）が「人を対象とする医学系研究に関する倫理指針」（平成 26 年文部科学省・厚生労働省告示第 3 号）に統合されて，令和 3 年 6 月 30 日から新たな統合指針が施行されることになった．以下でその冒頭（第 1 章 総則「第 1 目的及び基本方針」）を引用しておきたい〔https://www.mhlw.go.jp/content/000757566.pdf〕．

　「この指針は，人を対象とする生命科学・医学系研究に携わる全ての関係者が遵守すべき事項を定めることにより，人間の尊厳及び人権が守られ，研究の適正な推進が図られるようにすることを目的とする．全ての関係者は，次に掲げる事項を基本方針としてこの指針を遵守し，研究を進めなければならない．
① 　社会的及び学術的意義を有する研究を実施すること．
② 　研究分野の特性に応じた科学的合理性を確保すること．
③ 　研究により得られる利益及び研究対象者への負担その他の不利益を比較考量すること．
④ 　独立した公正な立場にある倫理審査委員会の審査を受けること．
⑤ 　研究対象者への事前の十分な説明を行うとともに，自由な意思に基づく同意を得ること．
⑥ 　社会的に弱い立場にある者への特別な配慮をすること．
⑦ 　研究に利用する個人情報等を適切に管理すること．
⑧ 　研究の質及び透明性を確保すること．」

【演習】　各種の先進医療に関する記述のうち，正しいのはどれか．
1. 一般の治療とエンハンスメントの区別や境界はつねに明瞭である．
2. ES 細胞と iPS 細胞は作製過程で胚の破壊を伴い，倫理的に問題視される．
3. がんゲノム医療の推進を目的としている場合，患者や被験者に対するインフォームド・コンセントの手続きを省略できる．
4. 再生医療の推進は日本の国家プロジェクトであり，厚生労働省と文部科学省が緊密に連携して取り組んでいるが，経済産業省は関与していない．
5. 広義の脳神経倫理学には，脳神経科学に関する倫理学，倫理を解明する脳神経科学，および脳神経科学の社会的影響の検討，の 3 領域が含まれる．

〔宮島光志〕

第9章

臨床研究の倫理

　2021 年前半の時点で，世界中の医療従事者と医薬学研究者が，人類を苦しめる新型コロナウイルス（COVID-19）を敵に回して，戦いを挑んでいる．しかしその戦いは，必ずしも人類共通の敵に対する全世界が一致団結した「総力戦」とは言い切れない．むしろ，世界各国（政府・製薬企業など）の利害や思惑が複雑に交錯していて，まさに「戦功争い・先陣争い」の様相を呈しており，医療資源の適正な分配をめぐる国際正義が問われている．

　わが国では近年，分野の違いを超えて「研究公正（research integrity）」が社会問題となっている．その背景には，医薬品の開発研究や生命科学研究の分野で研究不正が相次いだという事情がある．薬学を含む広義の医科学研究は，一方では国民の関心や期待が大きく，他方では産学官連携の下で莫大な研究開発費が複雑に動いているため，上述の「戦功争い・先陣争い」が熾烈となる．そうした中で，単に既存の法令などを遵守すること（コンプライアンス）だけでなく，研究者としての良心に従うこと（インテグリティ＝誠実さ・真摯さ）が求められる．それは最終的に各研究者の「自覚」の問題であるが，所属する研究組織の「健全さ・風土」の問題がその根底に潜んでいる．　　　　　　　　　　　[宮島光志]

1 ニュルンベルク綱領とヘルシンキ宣言

治療と研究のはざま―人体実験の光と影　現代社会が直面している地球規模の環境問題は，人類史（人類の生存）自体が1つの壮大な実験であることを物語っている．医療を含む科学技術の発展，例えば人間の生存能力の見極めや新たな治療法の研究開発にも常に手探りの側面があり，一定の試行錯誤は避けられない．

　医学薬学分野の研究開発についても，幾多の輝かしい成果の裏には大小の悲惨な出来事が潜み，時に戦争という厳しい現実が影を落とすこともあった．例えば，クリミア戦争の実地体験からナイチンゲールの看護思想が花開き，傷病兵を治療する優先順位の熟慮からトリアージが発達したように，近代戦争は近代医療の発展を促す機縁ともなった．だが人体実験による負の遺産は大きい．

ニュルンベルク綱領―戦争・医学・人道　南ドイツの古都，ニュルンベルクはドイツ精神を色濃く湛えた街であり，ナチスの本拠地に選ばれた．1933年にアドルフ・ヒトラー率いるナチスが政権を握ると，その2年後には民族浄化を目指す「ニュルンベルク法」が成立した．だが，1945年春にドイツ第三帝国は一気に瓦解し，勝利した連合国（英仏米露）は翌年末，同地でドイツの戦争犯罪を裁くニュルンベルク軍事裁判を展開した．その一環として米国は単独で，非人道的な医学実験や組織的な安楽死を主導した23名の被告（内20名は医師）に対する「医師裁判」を行った．所謂「ニュルンベルク綱領」は元来その判決文の一部であり，米国がカール・ブラント（ヒトラーの主治医で，党の医療政策を主導）を訴えた裁判を通じて，正当な人体実験を不当な人体実験と区別する基準として示された．

　医師裁判で裁かれた非人道的な医学実験は多岐にわたる．ドイツ国内と近隣諸国の強制収容所を舞台に，兵士の生存能力に関する各種実験（低圧，長時間冷却，海水飲用），ワクチンと治療薬の開発実験（発疹チフス，肝炎ウイルス，スルフォンアミド），骨の再生と移植の実験，毒ガスや断種の実験などが行われ，さらには7万人余の障害者や患者が安楽死させられた．その犠牲になったのは主にユダヤ人・ポーランド人・ロシア人・ロマ（ジプシー）の人々であり，その点では「ニュルンベルク法」が「ニュルンベルク綱領」の遠因となっていた．ともあれ，医師裁判の判決は1947年夏に下され，被告7名（内4名が医師）に絞首刑が言い渡され，執行された（他の被告は終身刑，禁固刑，無罪）．

　「ニュルンベルク綱領」は10項目から成り，正当な人体実験が遵守すべき基本原則を列挙している（巻末資料4を参照）．それは「被験者の自発的同意」に始まり，実験の社会的意義や必要性，被験者保護の在り方，実験遂行の手順と方法，

実験を中止すべき状況に及ぶ．その歴史的意義は「インフォームド・コンセント」の先取りという点にある．じつはナチス以前のワイマール期ドイツでは，医学研究における同意重視と被験者保護の機運が高まっていた．だが，ヒトラー政権下で民族優生学と国家社会主義が跋扈し，その機運は潰えた．歴史はめぐり，組織的な断罪（医師裁判）という外圧により，失地挽回が図られたのである．

ヘルシンキ宣言―普遍化と具体化の動向　　第二次世界大戦終結後の 1947 年に結成された世界医師会（WMA）は当初から倫理問題に積極的であり，世界人権宣言と同じ 1948 年に，ヒポクラテスの誓いの現代版と評される「ジュネーブ宣言」を，1964 年にはニュルンベルク綱領の基本精神を継承した「ヘルシンキ宣言」を採択した．ニュルンベルク綱領は外圧から生まれたが（他律），ヘルシンキ宣言は WMA が内発的に作成した倫理綱領であり，自律（プロフェッショナリズム）の賜物である．ニュルンベルク綱領はしばしば特異な事件に対する過剰反応と見なされたが，一連の事件を他山の石として，人体実験をより明確に規制するルールを作るべきであるという機運が，WMA 内部で高まったのである．

　ヘルシンキ宣言の全体構成は複雑であり，内容は多岐にわたる（巻末資料 5 を参照）．本宣言は採択から半世紀余を通じて歴史的発展を遂げており，現在も今後の医学研究が従うべき具体的なルールを模索し続けている．本宣言は生命倫理学の歴史と現況を映す鏡であり，時代状況を体現した一個の有機体とも言えよう．

　最新版（2013 年修正）は序文 2 項目，一般原則 13 項目，運用規則（10 項目を 22 細目で説明）の 3 部構成であるが，一般原則がニュルンベルク綱領の基本精神を現代に継承しており，運用規則では時代状況に応じた肉づけが図られている．

　ニュルンベルク綱領で最も重要視された「被験者の自発的同意」が本宣言では「インフォームド・コンセント」に具体化されている．医学研究の科学的・倫理的な妥当性を事前に検討する倫理審査委員会の必要性も本宣言で強調されている．

　それら現代の臨床研究を根本で規定する重要事項は，欧米で生命倫理学が本格化した 1975 年に，WMA の東京大会でヘルシンキ宣言に盛り込まれた（東京修正）．その後も本宣言は（2000 年のエジンバラ修正ほか）数年ごとに大小の修正や確認を重ね，小児からの同意取得，プラセボ使用の条件，研究発表の倫理，利益相反の開示，研究登録の必要性，などの項目が盛り込まれてきた．

　わが国でも人を対象とする医学研究は本宣言を踏まえて立案され，実施の是非が審査されている．だが，本宣言は単なる手順書ではなく，研究倫理に関する人類の模索を記録した歴史文書でもある．それはニュルンベルク綱領に淵源し，東京修正により大きく前進した．そうした来歴を思えば，関東軍 731 部隊の活動を検証する困難な作業なども，依然として日本の責務であろう．　　　　［宮島光志］

【参考文献】

[1]　笹栗俊之・武藤香織責任編集『医学研究』シリーズ生命倫理学 15，丸善出版，2012.

2　新薬開発と遵守すべき基準

医薬品の研究開発　新薬の研究開発プロセスは，探索段階，開発段階，市販後調査の段階と，大きく3つに分かれる．

・探索段階　医薬品の研究ではまず，薬効のポイントとなる作用標的（受容体，酵素，イオンチャネルなど）の選択がなされ，次に，多数の候補物質を対象としたスクリーニングによって，この標的に薬理作用を及ぼす有望な化合物が選別される．そしてこの化合物には，さらに機能を向上させる操作が加えられ，医薬品候補薬物となるリード化合物が作り出される．

・開発段階　候補薬物は主に動物を使った非臨床試験により，ヒトに投与した場合の安全性，薬理作用，吸収・代謝・排泄などの体内での動きが調べられる．試験をパスした薬物は，次にヒトを対象とする臨床試験（治験）に掛けられる．

　臨床試験は3段階に分けて行われる．第I相（臨床薬理試験）は，安全投与量の推定と体内での薬物動態（吸収，分布，代謝，排泄）の測定を目的とする段階で，少数の健康な成人（一般には男性）を対象に行われる．ただし，抗がん剤の治験のように明らかに副作用が予想される場合は，はじめから患者が対象となることもある．第II相（探索試験）は，治験薬の有効性と安全性を確認し，最適な用法（投与量，投与間隔，投与期間）を決定することを目的とする段階であり，第II相前期では軽症の少数の患者を，後期ではより多数の患者を対象として行われる．第III相（検証試験）は，これまでの結果を基に治験薬の治療上の利益，つまり，既存薬よりも効果がある，副作用が少ない，などの優れた特徴があるかどうかの検証を目的とする段階である．多数の患者を対象として実施され，対象疾患に既存薬があれば既存薬との，既存薬がなければプラセボ（偽薬）との比較試験（ダブルブラインドテスト）が行われる．

　こうした段階をすべて完了すると，製薬企業は厚生労働省に対して治験薬の製造や輸入の承認申請を行い，審査の結果承認されると治験薬は新薬として市販されるようになる．抗がん剤の場合は，早期に使用できるよう，第II相試験後に

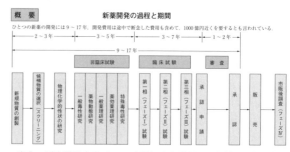

出典：厚生労働白書（2018年版）より引用した資料に一部加筆

承認申請することが可能であり，第Ⅲ相試験は承認・販売後に実施される．

・市販後調査　市販された薬は多数の人々により長期に亘って使用されるので，治験では分からなかった副作用が生じる可能性がある．そのため，市販された薬についても市販後調査ないし第Ⅳ相と呼ばれる，副作用報告制度，再審査制度，再評価制度に基づく調査・試験が実施される．

遵守すべき基準　医薬品は品質・安全性・有効性について，開発から市販後まで多くの基準によって規制されている．以下にその主なものを取り上げる．

・GLP（Good Laboratory Practice：医薬品の安全性に関する非臨床試験の実施の基準）　非臨床試験では，臨床試験でヒトに投与される候補薬物の初回投与量，投与期間や生理学的作用や毒性に関する情報を得るために，動物を用いて毒性試験が行われる．GLP はこうした試験を適正に実施し，データの信頼性を確保することを目的として制定された基準である．日本ではサリドマイド，キノホルム，ソリブジン薬害を教訓に，1997 年に厚生省令として医薬品 GLP が公示された．

・GCP（Good Clinical Practice：医薬品の臨床試験の実施の基準）　ヒトを対象とする実験には，ヘルシンキ宣言に準拠した倫理的および科学的妥当性の確保が求められる．GCP はこれを担保するために，臨床試験と市販後の臨床試験に関する基本ルールを定めた指針である．日本では，製薬会社による治験データ捏造事件が契機となって 1990 年に旧 GCP が施行されたが，不充分な点が多かったため，1997 年に省令として国際基準に基づく新 GCP が公表された．

・その他の基準　医薬品の製造や流通過程にも安全性の指針があり，製造業による医薬品の供給体制・品質管理については GMP（「医薬品及び医薬部外品の製造管理及び品質管理の基準」），製造業ではなく製造販売業が行う品質保証については GQP（「医薬品，医薬部外品，化粧品及び再生医療等製品の品質管理の基準」），市販後の安全管理については GVP（「医薬品，医薬部外品，化粧品，医療機器及び再生医療等製品の製造販売後安全管理の基準」），市販後の情報収集や試験に関しては GPSP（「医薬品の製造販売後の調査及び試験の実施の基準」）などの基準が定められている．

再生医療と薬機法（旧薬事法）　日本では「医薬品，医療機器等の品質，有効性及び安全性の確保等に関する法律」（薬機法）が 2014 年に施行され，再生医療品の臨床試験の期間が大幅に短縮された（試験から承認まで従来は 7 年程度かかっていたが，最速 2 ～ 3 年で市販できるようになった）．また，新薬の安全性を保証するための「再生医療等安全性確保法」も同時に施行された．2019 年には先駆け審査指定制度と条件付き早期承認制度が法制化され，革新的な医薬品・医療機器，小児用法用量設定なども「先駆的医薬品」や「特定用途医薬品」に指定されることで早期承認できるようになった．しかし，新しい技術の実用化にはさまざまな危険が伴う．その運用については今後注視していく必要があるだろう．　　［遠藤寿一］

3　利益相反・研究不正と臨床研究法

利益相反（COI:Conflict of Interest）　一般に「ある者が，自分以外の者の権利を擁護すべき立場にあるにもかかわらず，その責務と対立ないし抵触しうるような利害関係を有する状況にある」ことを利益相反という．臨床試験を実施する研究者が試験と関わりのある製薬企業などから多額の資金援助を受けていて，企業に有利に働くようにデータ改竄などの操作をするのではないか，という疑いが生じうる状況は，医学研究における COI の典型例である．COI は医学研究の「科学的客観性」と「患者の利益」を毀損する可能性を持ち，事実 COI 事例から社会に大きな影響を与える事件も発生している．そのため，COI 状態を開示し，外部から監視できる体制を整備していくことが近年強く求められている．

バイ・ドール法・ゲルシンガー事件・ヴァイオックス事件　米国では，大学の研究成果のビジネス活用を促す「バイ・ドール法」が 1980 年に成立し，国の資金援助を受けた研究でも，大学や研究者に知的財産権（特許権など）を帰属させることが可能となった．同時に，大学・公的研究機関と民間企業の産学官連携に伴って発生する COI 状況を監視するために連邦機関がルール作りを始め，米国国立衛生研究所（NIH）も資金援助規制の提案を行ったが，限定的なものにとどまった．

　こうした中，1999 年に 18 歳のゲルシンガー青年がペンシルベニア大学で行われた遺伝子治療の臨床試験中に薬の副作用で死亡する COI 関連事件が起きた．死因は遺伝物質注入用のウィルスにあったが，過去の副作用事例は被験者にも国にも報告されておらず，さらに研究を主導した医師は研究を後援した民間企業の設立者・株主でもあり，新薬の開発が成功すれば莫大な利益を手にする可能性があった．にもかかわらず COI の事実は被験者には知らされていなかった．

　この他，米国ではメルク社の鎮静剤ヴァイオックスをめぐる COI 関連事件も発生している．同剤は 1999 年に販売され，2004 年に自主回収されるまでに副作用により数万人の死亡者を出したと言われている．

ゲルシンガー事件の余波　ゲルシンガー事件を重くみた世界医師会（WMA）は「ヘルシンキ宣言」（2000 年版）で，研究計画書，被験者説明，刊行物における COI 情報の記載を義務づけ，NIH も COI ルールを策定した．2009 年に WMA は「医師と企業の関係に関する WMA 声明」を出し，主要国では製薬企業から医師や医療機関への経済的支援に関する情報公開のルール作りが始められた．米国では「医療保険改革法」に伴い 2010 年に「サンシャイン条項」が制定され，COI 開示義務と罰則が課せられるようになり，2014 年には企業と医師との金銭

的関係を検索できる公的インターネットサイト（オープン・ペイメンツ）が創設された．欧州製薬団体連合会（EFPIA）も 2013 年に医療関係者への支払いを開示する罰則つきの行動指針を採択し，2016 年から実施している．

日本における利益相反　日本では 1999 年に「産業活力再生特別措置法」（日本版バイ・ドール法）が施行され，産学官連携の動きが加速し，肺癌治療薬イレッサやインフルエンザ治療薬タミフル等をめぐる COI 事例が次々に発生した．このため文部科学省は 2006 年に，厚生労働省は 2008 年に，利益相反を管理する指針を公表した．特に厚労省指針（「厚生労働科学研究における利益相反の管理に関する指針」）は COI 委員会を設置しない機関には，厚労省科学研究補助金を交付しないという強い姿勢を示した．

ディオバン事件　こうした施策にもかかわらず，ノバルティスファーマ社の高血圧治療薬ディオバンについて，高血圧の他に心筋梗塞等の予防効果があるとした（市販後）臨床試験をめぐる重大な COI 関連事件が起きた．国公私立 5 大学が関わったこの研究には，いずれもノバルティスの社員が統計解析者として関与していたが，どの大学でも COI 情報は未公開で，かつ高血圧以外の病気にも効能があることを示したデータは捏造されたものであった．このため厚労省は 2014 年にノバルティスファーマ社を薬事法（誇大広告）と不正競争防止法違反（虚偽表示）で東京地検に告発したが，地裁，高裁ともに無罪判決が下された．

研究不正と臨床研究法　STAP 細胞事件（2014）後に文科省と厚労省が公表した，研究活動における不正行為にかんする『ガイドライン』では，「捏造」「改ざん」「盗用」が特定不正行為とされていた．しかし日本には研究不正を裁く法律はなく，ディオバン事件では試験データの「捏造」「改ざん」が行われたが，起訴の対象は誇大広告と虚偽表示だった．そのため，この事件を契機として厚労省が公表した「人を対象とする医学系研究に関する倫理指針」（2015）では，研究不正の温床となった COI の管理が求められるようになり，2018 年には「臨床研究法」が施行された．「臨床研究法」は主に「特定臨床研究（企業から資金提供を受けた臨床研究および未承認・適応外薬の臨床研究）」を規制する法律で，厳格化された COI 管理を含む臨床実施基準を研究者に課し，作成された研究計画書を厚労省が認定した「認定臨床研究審査委員会」の審議にかけることを義務づけている．罰則規定も設けられ，違反者には最高 3 年以下の懲役か 300 万円以下の罰金が課される．なお，虚偽・誇大広告については，薬機法改正（2019）の際に規制が強化され，高額の課徴金（売上額の 4.5%）も課せられることになった．

資金提供の透明化　企業から医師・研究者への金銭授受には様々なルートがあるため，COI 管理を実質化するには，上記の法規制の他に，オープン・ペイメンツのようなシステムの構築が必要である．日本でも Tansa のような民間組織が活動しているが，公的組織による体制づくりが望まれる．　　　　　　　　[遠藤寿一]

4 動物実験の倫理

動物実験とは何か 広い意味では，動物実験は，動物を用いて何かを試したり調べたりすることである．ただし広い意味での動物実験の中には，倫理性があまり問われないものもある．例えば動物の身体を傷つけない非侵襲的な実験や昆虫や貝を用いる実験などである．狭い意味での動物実験は，昆虫や貝ではなくて魚や両生類，爬虫類や鳥類，哺乳類を用い，動物の身体を傷つける侵襲的な実験である．中でも典型的な動物実験は，哺乳類を用いた致死的な実験である．以下では，典型的な動物実験を念頭において論じる．

3Rの原則 動物実験の倫理としては，1959年にウィリアム・ラッセルとレックス・バーチが提唱した3つの原則がよく知られている．それらは2005年に日本の「動物の愛護及び管理に関する法律」の中にも取り入れられ，次のように述べられている．

1. できる限り動物を供する方法に代わり得るものを利用すること．
2. できる限りその利用に供される動物の数を少なくすること．
3. できる限りその動物に苦痛を与えない方法によってしなければならない．

1つ目の原則は，実験研究を行うに当たっては，できるだけ動物個体（生体）を用いるのではなくして，他の方法——培養細胞やコンピュータ・シミュレーション——によるべきだということである．2つ目の原則は，同じ動物実験を行うにしても，できるだけ犠牲となる動物の数を減らすべきだということである．3つ目の原則は，動物実験を行う場合には，粗雑にやるのではなくして，動物が被る苦痛ができるだけ少なくなるように工夫せよ，ということである．それぞれ，「代替原則」「削減原則」「洗練原則」と呼ばれる．「洗練」は少し分かりにくいので，「苦痛の軽減」とも表現される．英語では，Replacement, Reduction, Refinement というので，その頭文字をとって，これらは一般に「3Rの原則」と呼ばれる．

これら3つの原則は，一定の価値観（価値判断）を表している．すなわち，3つ目から順番に言うと，動物が被る苦痛は大きいよりも小さいほうがよい，苦痛を被る動物の数は多いよりも少ないほうがよい，動物に苦痛を与える実験はするよりもしないほうがよい，という判断である．こうした価値観の究極には，理想として，動物に苦痛を与える実験はそもそも行わないのが一番よいという想定がある．したがって，そうした理想状況でない，やむを得ない場合に限って動物実験を行うことが許されるのである．

動物実験の目的 動物実験は，主に4つの目的のために行われる．第1は，新

しい薬や治療法の開発のためである．第 2 は，基礎的な医学生物学研究のためである．第 3 は，新しい化学物質や製品の毒性試験（安全性試験）のためである．第 4 は，学生生徒の教育のためである．これらの中では，第 1 の新しい薬や治療法の開発という目的が動物実験を行う理由として最も強力で説得力がある．言い換えると，他の 3 つの理由はそれほど強力ではない．第 4 の教育目的の動物実験とは，解剖実習や外科実習のことである．こうした実験は，模型や映像や遺体等を用いる方法で代替できると考えられる．第 3 の薬品等の試験は，主に安全性を確かめるためのものであって，毒性を調べる必要はない．仮に毒性を調べる場合であっても，化学物質の一定の用量に毒性があることが分かれば，それ以上の投与量によって動物を苦しめる必要はない．また，「美しさに犠牲はいらない」という運動があり，欧州連合は 2013 年に化粧品のための動物実験を全面的に禁止した．このように，動物を犠牲にしてまで新しい製品が必要か，ということも考えるべきだろう．同じことが，第 2 の科学研究のための動物実験についても言える．知的好奇心の旺盛な人が研究のためと称して動物を犠牲にする．動物実験の結果，何らかの真実が知られる．しかし，そもそも，そうした真実は，動物を犠牲にしてまで知るに値するか．「科学的真理に犠牲はいらない」ということも考える必要があるだろう．

動物権利論と動物福祉論　新しい薬や治療法の開発のための動物実験は，難病等に苦しむ人がいる以上，その必要性は否定しがたい．しかし私たちは，新しい薬や治療法の開発のためであっても，人間を使った動物実験を行ったりしない．それは，たとえある人を救うためであっても，別の人には傷つけられない基本的権利があると考えるからである．同じように，たとえ人間を救うためであっても，他の動物には傷つけられない基本的権利があると考えるのが，動物権利論の立場である．したがって動物権利論は，新しい薬や治療法を開発する必要性を認めても，その開発を動物実験によらないで行うことを要求し，動物実験の全廃を主張する．他方，動物福祉論は，動物に人間と同様な基本的権利を認めない．したがって動物福祉論は，人間の便益のために動物を犠牲にすることを容認する．その上で，動物の犠牲は悪いことなので，最小限にせよと主張するのである．

動物実験委員会　1975 年にピーター・シンガーが『動物の解放』を著して以来，動物実験は一般市民からの強い批判に晒されてきた．それは，動物実験を行う専門家の常識が，一般市民の道徳感覚から乖離していたからである．批判を受けて，各機関は動物実験の適切性を審査する動物実験委員会を機関内に設置してきている．しかし，動物実験委員会はほとんど専門家で構成されていて，動物実験の科学的適切性を審査しているにすぎない．新しい薬や治療法の開発のために動物実験が行われるにしても，その動物実験が不用意な虐待に当たらないかどうかの審査に一般市民の道徳感覚を反映させることが必要ではないだろうか．［浅野幸治］

5　データサイエンスの倫理

データサイエンスとは何か　現代社会は，スマートフォンの普及などにより，インターネットに常時接続され，膨大なデータが収集されている．また，スマートフォンだけでなく，センサーを備えたさまざまなモノがインターネットに接続されている（Internet of Things：IoT）．こうして集められたデータは量（Volume）だけでなく，画像や音声などデータタイプの多様性（Variety），求められる処理速度（Velocity）も大きく，「ビッグデータ」と呼ばれる．

　データサイエンスとは，ビッグデータを収集し，分析し，そこから価値を引き出すための手法である．この手法を活用できる人材は「データサイエンティスト（DS）」と呼ばれる．DS には，計算機科学や統計学，データから価値を引き出すための領域知識（医学や薬学の知識など）が求められる．人工知能（AI）技術が活用されることもある．たとえば，ゲノム情報を含んだビッグデータを分析することで，薬物標的やそれに作用を及ぼす化合物を探索し，新薬を開発する試みが始まっている．また，処方せんやレセプトのデータベースを分析し，医薬品との因果関係が疑われる副作用を検出する試みもある．

データの倫理　データサイエンスが扱うデータそれ自体が問題になることがある．多くのデータは，プライバシーへの配慮から匿名加工されている．だが，匿名加工されたデータであっても，他のデータベースとの照合により容易に再識別できてしまう可能性がある．2006 年，Netflix の匿名加工された映画評論データが再識別されて話題になった．逆に，開示された公的なデータであっても，プライバシーへの配慮は依然として必要になる．英国のアーティスト，バンクシーを特定しようとするプロジェクトでは，地理的プロファイリングから英国デイリー・メール紙によってバンクシーだとみなされた人物の追跡がなされた．追跡者たちは開示された公的なデータしか用いていないことを強調したが，プライバシーにはデータの非開示だけでなく（アーティストの）アイデンティティや秘密も含まれることに注意する必要がある．また，個人としてはプライバシーが配慮されていても，グループとして筒抜けになってしまい，第三者によって悪用されたり偏見をもたらしたりする情報が暴露されることがある．たとえば，あるグループに属することと犯罪発生率に相関がある場合などである．

　データの妥当性も問題になる．神戸製鋼所や三菱自動車のデータ改ざんは記憶に新しい．医薬品業界でも製造データや臨床データの改ざんが問題になった．求められるのは，データインテグリティである．それは，データがそのライフサイ

クルを通じて完全で一貫して正確であることを指す．WHO，英国 MHRA（医薬品・医療製品規制庁），米国 FDA（食品医薬品局）の各ガイダンスでは，データが帰属可能（Attributable），判読可能（Legible），同時的（Contemporaneous），オリジナルで（Original），正確（Accurate）であるという条件を満たさなければならない．この条件は頭文字をとって ALCOA（アルコア）原則と呼ばれる．

アルゴリズムの倫理　アルゴリズム（一定のタスクを遂行する際の計算式）は容易に偏見や差別を生み出す．また，これまでの偏見や差別を強化してしまう．2015 年，Google フォトのアルゴリズムは二人の人物を「ゴリラ」とタグ付けしてしまった．その背景には，人物を判定する訓練用データセットに黒人データが不足していたことが挙げられる．医療においても同様の事態が起こっている．2019 年にサイエンス誌に掲載された論文によれば，米国のある病院では，慢性疾患患者向けの医療サービスの優先順位をアルゴリズムに任せていた．ところが，そのアルゴリズムは黒人の医療ニーズを低く見積もっていたことが明らかになった．それは医療へのアクセスが人種間で不平等であることを反映したものだった．

データサイエンス実務の倫理　ディオバン事件では，ノバルティスファーマの社員が身分を秘匿して統計解析者として関与し，利益相反とデータ改ざんが問題となった．今後は DS にも，専門職として高い水準の倫理的行動が求められるだろう．計算機科学や統計学については，ACM（アメリカ計算機学会）やアメリカ統計学会では倫理綱領が策定されているが，DS 独自の倫理綱領も必要となるだろう．

データサイエンスの実務にどのような倫理的問題が生じるか．医療に限定して考えていく．まず，同意の問題がある．患者の診療情報や調剤情報などは要配慮個人情報であり，その取得や第三者提供には本人の同意が原則必要である．これまでは臨床試験や手術においてインフォームド・コンセントが求められてきた．だが，ビッグデータ時代では，それ以外の場面においても，患者は頻繁に同意を求められ，「同意疲れ」してしまう．だからといって，ワンクリックで済ませてよいものでもない．患者の自律尊重が問い直されるだろう．

また，データの二次利用の問題がある．「次世代医療基盤法」では，医療機関は匿名加工されたデータであれば，患者本人が拒否しない限り，認定事業者に提供できる．こうした二次利用について日本には明確な指針は存在していないが，データの再識別可能性を考慮すれば指針を立てていく必要があるだろう．

さらに，AI 技術によるブラックボックス化の問題がある．データ分析においてAI 技術の活用は，どのようにしてシステムが出力を生成したのかを誰も説明できない事態を招く．診療や服薬指導で AI 技術が活用された場合，患者は不安を抱くだろう．また，事故が起こった場合，誰が責任を負うべきか．DS にも説明責任があるのか．そもそも説明責任を負うことができるのか．こうした問題も考えていかなければならない．　　　　　　　　　　　　　　　　　　　［杉本俊介］

基本事項・コアカリ演習⑩

人を対象とする生命科学・医学系研究に関する倫理指針（令和 3 年 6 月 30 日施行）

「人を対象とする医学系研究に関する倫理指針」（平成 26 年文科省・厚労省告示「医学系指針」）および「ヒトゲノム・遺伝子解析研究に関する倫理指針」（平成 25 年文科省・厚労省・経産省告示「ゲノム指針」）が全面的に見直され，医学系指針の規定内容に合わせて両指針を統合した「人を対象とする生命科学・医学系研究に関する倫理指針」（略称「生命・医学系指針」）が制定された．今回の見直しは全体構成，用語の定義，研究対象者等の基本的責務に係る規定，研究計画書に関する手続，インフォームド・コンセント等の手続，研究結果等の取扱いに係る規定の新設，倫理審査委員会への報告に係る規定の新設など．

医薬品開発に関する各種基準（GxP）

GLP（安全性に関する非臨床試験の実施の基準），GCP（臨床試験の実施の基準），GMP／QMS（医薬品／医療機器の製造管理および品質管理の基準：製造業者），GQP（品質管理の基準：製造販売業者；品質保証部門の設置），GVP（製造販売後安全管理の基準），GPSP（製造販売後の調査および試験の実施の基準）．

【演習 1】 薬学研究者が学会発表をする際，<u>研究倫理に反する行動</u>はどれか．
1. 発表内容に関する利益相反について公表する．
2. 患者などの個人情報を特定できないように匿名化する．
3. 実験データを自分の仮説に合致するように改ざんする．
4. 先行研究の知見を，出所を明記して引用しながら，発表をまとめる．
5. 医薬品メーカーなどから研究助成を受けた研究結果について発表する．

【演習 2】 臨床試験に関する記述のうち，正しいものはどれか．
1. 第Ⅰ相試験では，多数の健康人を被験者として安全性を確認する．
2. 第Ⅱ相試験では，多数の患者を被験者として安全性と有効性を確認する．
3. 第Ⅲ相試験では，少数の患者を被験者として各種の比較試験が行われる．
4. DBT（二重盲検試験）では，医師と被験者の両者ともに投与物を知らない．
5. 比較試験の対照薬には標準薬のみを用いて，プラセボの使用は許されない．

【演習 3】 ヘルシンキ宣言に関する説明として<u>誤っている</u>のはどれか．
1. ニュルンベルク綱領の理念を継承している．
2. 利益相反に関する規定が盛り込まれている．
3. インフォームド・コンセントを重視している．
4. 研究の社会的利益が被験者の福利よりも優先される．
5. 被験者の生命，健康，プライバシーおよび尊厳を守る．　　　　　　　［宮島光志］

第10章

薬害と医療事故

　薬害は今も繰り返し発生し続けている．それは薬害反復の構造がいまだ打破されていないからである．薬害は克服されたと信じている人は，その構造に無知だからにすぎない．何を薬害としてとらえ返すか，そのためには薬害発生のメカニズムを医療の権力構造にまで遡源して問わなければならない．

　今も薬害に苦しんでいる人たちがいる．その中で医療者の倫理・薬剤師の倫理を語るとは，そのような被害者の人たちに面前して語りかけることでなければならない．そればかりではない．薬害の被害に遭ってすでに亡くなられている人たちに向かっても語りかけ，なぜ薬害が引き起こされたのかを問い直すことでなければならないのである．

　歴史的に繰り返される薬害の実際を直視し，それを惹起する医療の実態を知るならば，そこに医療事故・過誤を引き起こす体制と同じものがあることを痛感させられるであろう．薬害の反復構造は，産官学医の癒着のみでなく，この社会を生きている私たちすべてを巻き込んで絶えず構造化されている．それだからこそ，かつて痛切な反省のもとになされた「薬害根絶の誓い」を絶えず想起して，医療の現実に真正面から立ち向かうことが要求されているのではなかろうか．

[松島哲久]

1　薬害の定義と歴史

薬害とは　医薬品により健康が損なわれた時に，その健康被害および差別による
生活上の被害を救済し，補償するよう働きかける訴訟をはじめとする一連の組織
的活動をここでは薬害と呼ぶ．この定義は，医薬品そのものがもつ害悪はもとよ
り，制度の不備や，医薬品を開発し，承認し，流通させるプロセスでの国や製薬
企業の不作為やずさんさに着眼する．この点で薬害は，健康被害の広がりをもた
ない医療事故とは異なる．薬害は，医薬品の流通規制を主目的とする新薬事法
（1960）以後も続出し，医療制度の改正の歴史とともに描かれる．

　薬害という用語は，元は農薬やドラッグの有害性を指す言葉として流通してい
た．それが，後述するサリドマイド薬害や薬害スモンの発生以降，薬害という言
葉が現在のように医薬品を原因とする健康被害の大量発生という意味合いで使用
されるようになっていった．このような薬害という言葉の定着には，現代人が健
康に生きていくのに不可欠な医薬品の安全性をどのように管理していくかという
問題が広く共有されること（サリドマイド問題），さらに，医薬品による健康被
害が社会のある意味「ゆがみ」により増幅されること（スモン問題）が知られる
ようになったことが背景にある．

　それゆえ薬害は，単に医薬品による不可逆的な健康被害を意味するものではな
くなる．個々の薬害事例は多様ではあるものの，①偏見や差別など心身の不調を
超えた生活全般にわたる被害の存在，②被害や問題を特に法廷で開示し責任追及
していく手段が採用される，という 2 点がその共通項として指摘できる．

サリドマイド薬害　人々の健康に資するはずの医薬品が，時に深刻な健康被害を
及ぼすことを世界的に知らしめた一事例がサリドマイド薬害である．1957 年に
旧西ドイツの製薬会社グリュネンタール社により販売された鎮静催眠剤は，それ
までのものに比べて副作用が少ないとされ，世界的に流通することとなった．さ
らにその鎮静作用からサリドマイド剤は胃腸薬としても販売された．日本では，
安全性について十分な審査を経ることなしに市販薬として売り出された．

　一方，サリドマイド剤の流通後，上肢や下肢，耳，内臓などの先天的な奇形を
もった児を出産した事例が多発した．旧西ドイツの小児科医ウィドゥキント・レン
ツは，妊娠初期にサリドマイド剤をつわり止めとして服用したことが催奇形性の原
因にあたると 1961 年 11 月に告発した（レンツ警告）．レンツ警告を受けて西欧諸
国はサリドマイド剤の製造と販売を年内に停止し，回収した．日本では大日本製
薬と旧厚生省はレンツ警告を統計学的に理解できず軽視した結果，販売停止と回

収が 1 年近く遅れ，被害を拡大させた．被害者の親たちは 1963 年に国と製薬企業を相手取った損害賠償請求訴訟を起こし，1974 年に和解に漕ぎ着けた．被害者本人は障害者差別を受け続けた他，家庭崩壊などの問題を長らく抱え，和解後の現在も後遺障害によるさまざまな心身の不調や生活困難に苦しめられている．

　サリドマイド問題が世界的な問題になっていた頃，アメリカでは治験の不備を指摘し，サリドマイド承認を遅らせたことにより，健康被害を他国に比べて抑えることができた．修正薬事法（「キーフォーバー＝ハリス修正法」1962）では，サリドマイド問題を踏まえ，医薬品の副作用や治験プロセスの管理をアメリカ食品医薬品局（FDA：Food and Drug Administration）が中心になって担い，管理を厳密化することが求められた．さらに，サリドマイド剤自体はハンセン病の 2 型らい反応に効果があることが判明した他，後年は多発性骨髄腫の治療薬として 2008 年に再承認され，薬害の反省をもとに厳重な規制下で使用されるに至る．

薬害スモン　スモンはキノホルム剤を原因とする神経症状で，亜急性脊髄・視神経・末梢神経障害（subacute myelo-optico-neuropathy）のことをいう．下痢が続いたのち，足に生じた麻痺により歩行困難をきたし，さらに視力障害や意識障害へと進行し，寝たきりになるなどしてそれまでの社会生活を営めなくなる．1950 年代には症例報告がされており，1964 年東京五輪のボート会場の埼玉県戸田市の伝染病報道（1964）で広く知られるようになった．

　キノホルム剤は戦時中からアメーバ赤痢の治療に使用されていたが，のちに大腸炎などに適応範囲が広がることで使用量も増大した．これにより後にキノホルム剤がスモンの原因であると確定するまで，腹部痛を抱える患者に追加投与され，かえってスモンを悪化させるという事態を招いた．さらに，1970 年にスモン・ウイルス説が新聞報道されると，健康被害に加え，患者は差別の対象となり，生活全般にわたる被害が上乗せされた．ここに，薬害が単なる健康被害のみならず，職場や周囲の人間の無理解や偏見など幾重にもわたる困苦を引き起こす社会問題として立ち現れる．

　1971 年の提訴に際しては，それまでの四大公害病訴訟を踏まえ，国と製薬企業の加害責任を問う「薬害」をはじめて掲げた訴訟運動が展開された．1979 年に和解が成立した同年に「医薬品副作用被害救済基金法」が成立したことで，患者や遺族にとっては不十分ながらも，以後の医薬品による健康被害を補償する道筋がつけられた．スモンやサリドマイドをめぐって長年にわたり展開された訴訟運動は，大きな犠牲を払いながらも，自身に降りかかった問題を単なる健康被害にとどめず，法廷からより広い社会に投げかけ，その問題の深刻さを訴えるとともに，被害救済の必要性と制度変革を強く主張した．　　　　　　　［本郷正武］

【参考文献】
[1]　鈴木利廣ほか編著『医薬品の安全性と法—薬事法学のすすめ』エイデル研究所，2015.

2　薬害エイズ

エイズにまつわる偏見　エイズ（後天性免疫不全症候群）とは，HIV（Human Immunodeficiency Virus）が体内に入り，免疫力が低下することで 23 種類のエイズ指標疾患のいずれかを発症する疾病である．HIV 自体は強い感染力をもたないが，1980 年代に死に至る病として登場し，世界各国で多数の死者を出した．しかし，1996 年の多剤併用療法の導入によりエイズ死は激減し，今日では抗HIV 薬を事前に服用することで予防が可能になるなど治療方法が確立している．しかし，医学の進歩にもかかわらず，多くの HIV 感染者は長らく偏見が払拭されないまま差別の対象とされ続けており，いまだに HIV 感染＝死のイメージが残っている．現在でも HIV/エイズに対するネガティブなイメージが残存しているのは，有効な治療方法が存在しない 1980 年代に世界中で巻き起こった HIVの感染恐怖や，男性同性愛者やセックス・ワーカーなどへのあからさまな感染者差別「エイズ・パニック」による影響が大きい．日本でも 1986 年から 1987 年にかけて，HIV 感染した外国人女性や妊婦らがプライバシーを暴露され，HIV抗体検査を求めて保健所に男性が殺到するなどの混乱が生じた．このようなエイズ・パニックでは，多くの HIV 感染者たち——特に男性同性愛者たち——が沈黙を余儀なくされ，マスコミ報道も不確かな情報を流布しこそすれ，正しい知識へと更新する機会を提供しなかったと言える．後述する薬害エイズ被害者たちは，このような状況の中で補償を求めて声を上げていったことになる．

血友病と薬害エイズ　HIV 感染した供血者の輸入血漿を原料とする血液製剤（血液凝固因子製剤）を輸注した血友病患者が HIV 感染した事件が薬害エイズである．血友病患者は，生まれつき血液凝固因子が機能不全していることで止血ができないため，血液製剤を定期的に輸注する補充療法が日常生活を送るのに不可欠である．出血は外出血も深刻であるが，頭蓋内出血は死に直結する他，関節や筋肉の内出血の場合，大きな腫れをともなった激烈な痛みに加え，内出血を繰り返すことで関節障害が起こり，患者は長らく苦しんできた．血友病の補充療法は，非加熱濃縮製剤の 1970 年代末の登場を境に大きく進展した．その止血効果の高さに加え，それまでの点滴ではなく注射器による輸注が可能となり，保険適用（1983）されたことは，特に地方の患者にとって遠隔の専門病院に通わずとも自己注射による止血管理を可能にした（家庭輸注）．非加熱濃縮製剤は患者の QOLを大幅に向上することに寄与した反面，凝固因子を濃縮するために大量に集められた原料血漿の中に HIV や肝炎ウイルスが混入していたこと，当時は加熱等に

より肝炎など各種ウイルスを不活化することができなかったことから，当時，日本の 5,000 人の血友病患者のうち 1,400 余人が HIV 感染した.

薬害エイズ訴訟運動　エイズ・パニックを経た当時の日本政府は，感染源にまつわる個人情報の報告義務を課した「エイズ予防法」(「後天性免疫不全症候群の予防に関する法律」) の成立を目指していた. しかし予防法には，感染者がプライバシー露見を恐れて潜伏してしまい，かえって適切な医療につながらないという批判があった. このような予防法批判の急先鋒として薬害被害者たちが立ち上がった. 薬害被害者たちは 1989 年に大阪，東京で相次いで提訴し，特に東京原告団は薬害スモン訴訟を前例にして，生物由来製品である血液製剤を薬害の原因として新たに含め，国と製薬企業の加害責任を問う運動戦略により訴訟を展開した.

　薬害という用語には，健康被害を引き起こした加害者と，救済されるべき被害者とを対置する図式が埋め込まれている. 非加熱濃縮製剤の登場により，出血による痛みから解放され，労働や学業にも支障なく従事できるようになったはずが，当時は治療法がない HIV/ エイズにより人生を暗転させられ，薬害被害者たちや家族らには多大な逸失利益が生じた. 中には，医療機関から診療を拒否されたり，正式な HIV 感染告知がされなかったりなど，医療現場に大きなすれ違いも生じた. 旧厚生省も加熱製剤承認後に非加熱濃縮製剤の回収命令を出さず，さらに被害者を増やした上，製薬企業とともに薬害被害者に対して人道的な観点からの補償に動かなかった. 薬害被害者たちは賠償責任や真相究明を求め，有効な治療方法のない中で，文字通り身命を賭した戦いを続けたが，エイズ死していく原告も数百人に及んだことから，一刻も早い救済を求めて和解の道を選んだ.

和解後の姿　1996 年 3 月の和解後，多剤併用療法の承認と相まって，HIV/ エイズの医療体制の確立が進んだ. まず同年，薬事法が改正され，治験および承認審査，市販後の情報収集が強化された. 他にも，HIV 感染者はその感染経路にかかわらずに障害者手帳を取得できるようになった. 本来の薬害訴訟の主旨から言えば，薬害被害者 (のみ) の被害救済の実現をめざすところであるが，原告団はともに苦難の時代を生きた男性同性愛者など性行為感染者たちも適切な治療を受けられるような体制づくりを求めた. 結果として，エイズを発症した患者は免疫機能障害者として障害者手帳を取得可能となり，自立支援医療などのサービスを受けることが可能となった. さらに提訴のきっかけとなった「エイズ予防法」は新しく「感染症の予防及び感染症の患者に対する医療に関する法律 (新感染症法)」となり，廃止された (1999). 日本の HIV/ エイズ医療の確立は，薬害エイズ訴訟運動とその和解に多くを負っている.　　　　　　　　　　[本郷正武]

【参考文献】
[1]　本郷正武・佐藤哲彦編『薬害と現代社会』ミネルヴァ書房，2022 (予定).

3　薬害を防止するために

「薬害」という用語の普及　薬害被害者たちは，加害者と名指した国や製薬企業
の責任を追及し，自分たちの被害の救済を求めるだけでなく，繰り返される薬害
問題の再発防止を強く求めてきた．しかしその反面，サリドマイドやスモン（☞
「薬害の定義と歴史」），さらにはクロロキンの適応の拡大による網膜症の多発と
いった問題の後にも，薬害エイズ（☞「薬害エイズ」）や無菌性髄膜炎を引き起
こした三種混合ワクチン（MMR ワクチン），抗がん剤との薬物相互作用で死者
を出したソリブジン，ヒト乾燥硬膜による医原性のクロイツフェルト・ヤコブ病，
間質性肺炎を引き起こしたイレッサなどの薬害が次々に露見した．とあるサリド
マイド被害者の一人は，薬害エイズの報道を目にした時「また自分たちと同じ薬
害が起こってしまった」「薬害は過去のものになっていない」と感じたという．
このような個別の薬害被害者が抱く再発防止の願いは，時代や原因，被害の相違
にもかかわらず，薬害被害者の連帯を呼び起こした．こうした動きは薬害エイズ
訴訟期にはじまり，1999 年には「全国薬害被害者団体連絡協議会（薬被連）」の
結成へとつながった．

　薬害再発防止の願いを，かけ声倒れにさせないための薬被連の取り組みの一つ
に，薬害 C 型肝炎訴訟への支援があった．日本の場合，C 型肝炎は輸血や予防
接種時などの注射針の使い回しによる感染が大部分である一方，薬害 C 型肝炎
問題は，出産や手術時の大量出血で使用された血液製剤の一つであるフィブリノ
ゲン製剤が原因である．訴訟は 2002 年に始まり，2008 年には「薬害肝炎救済
法」が制定された．さらに 2010 年には「薬害肝炎事件の検証及び再発防止のた
めの医薬品行政のあり方検討委員会」による最終提言に，医療系学部生や中学 3
年生などを対象とする「薬害教育」の必要性が盛り込まれた．

薬害被害者の視点　薬害教育を通して被害者の経験や教訓を伝承すること以外に
も，薬害被害者の経験を無駄にしない試みとして，医学研究や政策決定プロセス
への薬害被害者の参加を挙げることができる．研究分野や医療政策における意思
決定に患者や一般市民の関与を求める PPI（Patient and Public Involvement：
患者・市民参画）が近年，英国をはじめ，日本医療研究開発機構（AMED）に
より日本にも導入されている．2019 年には「医薬品等行政評価・監視委員会」
が発足し，薬害被害者を含めた第三者委員会により医薬品の安全性や薬害再発防
止策が議論されることになった．このような動向は，医薬品や食品分野を中心と
した，遺伝子組換え技術といった新技術や生産物を様々な観点から評価するため

の人間の健康に資する科学とされているレギュラトリーサイエンス（規制科学）と同様に，少数者の意見を尊重することや多様な視点を確保する意味で重要な視座を提供している．

　しかし，こうした被害者参加は，健康不安を抱えた薬害被害者に負担をかける上に，被害者というだけで行政官や専門家よりも相対的に知識を有しているとは限らないため，彼らの言いなりになったなどのあらぬ批判を受けやすい．ただ被害者が参加するだけでなく，議論の透明性を高めたり，発言権を平等に確保したりするなど参加の内実とその成果が問われている．

薬害被害者だけの問題にしない　薬害訴訟による問題提起により薬事法が改正されたり，各種法律が整備されたりすることは，逆に言えば，薬害被害者たちが声を上げなければ，制度の不備は見過ごされ続けていたかもしれないことを表している．薬被連をはじめとする薬害被害者たちの声が届かない社会であれば，薬害被害者のほとんどは救済や補償を受けられないばかりか，社会的に抹殺されていたかもしれない．その点で，薬害被害者たちが法廷で身命を賭して薬害問題を開示することで，医薬品の安全性への関心が寄せられ，各種法制度の整備が後追いながらも実現してきた歴史を私達は目撃している．

　とはいえ，薬害再発防止は薬害被害者の告発を待たなければ実現に移せないものではない．先述のように，薬害被害は医薬品により引き起こされた健康被害そのものに加えて，容易には拭いがたい偏見や差別，問題の渦中で職や人間関係を喪失するなどの生活全般にわたる被害が上乗せされている．それゆえ，医療制度が薬害再発防止や医薬品の安全性を追求したものである必要があるのはもとより，医療現場での医薬品に関する情報提供のあり方や，私達一人一人が過去の薬害事例の教訓を学び，伝承することが肝要である．

　医薬品なくしては生活できない私達は，いつでも薬害被害者になりうるし，医療従事者や厚生労働省や製薬企業ではたらく人が加害者と名指しされることもある．これまでに薬害裁判や医療事故訴訟で薬剤師が注意義務違反を問われたケースはほとんどない．しかし，薬害問題に端を発して，医薬品の安全性を向上させることが求められる現在の体制では，薬剤師や医薬情報担当者（MR）に期待される情報提供の質も変化している．すなわち，医薬品という「もの」に向けられた業務というよりも，医療情報の提供や薬物治療のモニタリング等を含む，患者に向けられたケアの業務である．医薬品等を取り扱う際には，その先にいる医薬品を使用する患者が意識されなければならない．ここに——薬害であるかどうかを問わなくても——健康被害を迅速に救済する第一歩がある．　　　　［本郷正武］

【参考文献】
[1]　秋元奈穂子『医薬品の安全性のための法システム——情報をめぐる規律の発展』弘文堂，2016．

4 医療事故と医療過誤

　1999 年 1 月に横浜市立大学医学部附属病院での患者取違い事件と都立広尾病院での点滴誤投与事件が立て続けに発生して以来今日に至るまで，医療事故には大きな社会的関心が寄せられている．本項目では，医療事故を中心にその類似概念について説明および整理をする．

　医療事故とは，最も広い意味では，医療における予期せぬ有害事象である．針刺し事故など，医療従事者がその被害者になることもありうるが，本項目では，患者側に発生した予期せぬ有害事象を医療事故と呼ぶ．医療事故に関する分類としては，それが患者に与えた影響度を基準とした分類が医療界に広く定着している．それによれば，影響度の小さい順から大きい順にレベル 1 からレベル 5 までに分類され，最高度のレベル 5 は患者の死亡とされている．また，患者への影響度が比較的小さいレベル 1 から 3a までをインシデント，患者への影響度が大きいレベル 3 以上をアクシデントと呼び分けることも医療現場で定着している．この分類では，医療事故に関与した医療従事者の過誤あるいは過失は考慮しない（大阪大学医学部附属病院中央クオリティマネジメント部「医療安全管理体制」を参照：https://www.hosp.med.osakau.ac.jp/home/hp-cqm/ingai/about/organization/index.html）．

　他方，公益財団法人日本医療機能評価機構は，医療事故情報収集等の事業を手がけ，日本の全国レベルで医療事故に関する情報を収集するとともに，その原因を分析し，医療事故の発生予防と再発防止の推進を図っている．同機構によれば，医療事故情報として報告する事例の範囲を以下のように分類する．

　①誤った医療又は管理を行ったことが明らかであり，その行った医療又は管理に起因して，患者が死亡し，若しくは患者に心身の障害が残った事例又は予期しなかった，若しくは予期していたものを上回る処置その他の治療を要した事例．

　②誤った医療又は管理を行ったことは明らかでないが，行った医療又は管理に起因して，患者が死亡し，若しくは患者に心身の障害が残った事例又は予期しなかった，若しくは予期していたものを上回る処置その他の治療を要した事例（行った医療又は管理に起因すると疑われるものを含み，当該事例の発生を予期しなかったものに限る）．

　③①及び②に掲げるもののほか，医療機関内における事故の発生の予防及び再発の防止に資する事例（https://www.med-safe.jp/）．

　また，平成 26（2014）年 6 月 18 日に成立した「改正医療法」に盛り込まれ，平成 27（2015）年 10 月 1 日から施行されている医療事故調査制度における「医

療事故」とは，医療法第6
条の10において以下のよう
に定義されている．

　「当該病院等に勤務する医
療従事者が提供した医療に起
因し，又は起因すると疑われ
る死亡または死産であって当
該管理者が当該死亡又は死産
を予期しなかったものとして
厚生労働省令で定めるもの」

　したがって，「改正医療法」
が定義するところの医療事故
は，上述の公益財団法人日本
医療機能評価機構の収集事業
が定義する医療事故の範囲よ
りもかなり限定的である．こ
れは，「改正医療法」の医療

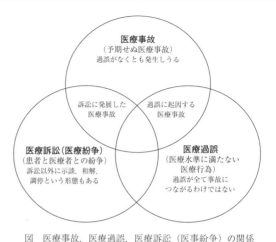

図　医療事故，医療過誤，医療訴訟（医事紛争）の関係

3つの円が重なった部分は，医療過誤に起因して発生した医療事故
であり，患者側から損害賠償請求を提訴された場合，医療者側が
敗訴する可能性が高い．

出典：筆者作成

事故調査制度は，医療事故調査の対象とするため，ある程度範囲を限定的としな
ければ，医療現場のマンパワー等の制約により事故調査を継続的に行っていくこ
とが困難になるためと考えられる．

　以上のように，「医療事故」の定義は，根拠となる制度や法令によって異なるた
め，「医療事故」について議論する場合には，いかなる制度や法令を根拠としてい
るのか，あるいは何を目的として議論するのかを常に明らかにする必要がある．

　これに対して，医療過誤とは，医療行為において当該医療に関与した医従事者
の行為に過失が認められる場合を意味する．過失により医療事故が発生したか否
かは問わない．何をもって過失とするかに関しては，医療裁判に関する判例にお
いて，医療水準論が定着している．すなわち，ある医療行為をするにあたって
は，その医療行為を手がける医療者には危険防止のために必要とされる最善の注
意義務をもってなすことが要求されるのである．その医療水準とは，より具体的
にはその治療により生ずる悪しき結果を予見し回避する結果予見義務と結果回避
義務を果たすこととされている．医療過誤に起因して（因果関係があり）医療事
故が発生した場合には，医療者に法的責任を問う訴訟が提起された場合，多くの
事例で医療者に有責の判決が下されることとなる．　　　　　　　　［旗手俊彦］

【参考文献】
［1］　吉田謙一『事例に学ぶ法医学・医事法』第3版，有斐閣，2010.
［2］　Charls Vincent，相馬孝博・藤澤由和訳『患者安全』篠原出版新社，pp.134-150，2015.

5 **医療安全**

定義　日本で使用されている「医療安全」は，世界的に普及している「患者安全
（patient safety）」とほぼ同義と理解してよい．世界的には，「患者安全」とは，
最も簡単には，「医療プロセスから生じる望ましくない転帰または傷害を回避，
予防，軽減すること」と定義される（Charles Vincent, 相馬孝博・藤澤由和訳『患
者安全』より）．

　この医療安全という表現が日本で定着するきっかけとなったのが，厚生労働省
が 2001 年を患者安全推進年とし，同省内に医療安全推進室を設置したことであ
る．それ以来，政策のみならず，医療界，また研究・教育分野においても，「医
療安全」という用語が定着するとともに，各分野において積極的な取り組みが展
開されている．

法・制度・政策　医療安全に関する政策面に関しては，厚生労働省を中心に積極
的な施策が展開されている．まず法律についてみると，医療安全に関する現場の
取り組みがかなり進んだ後にはなるが，2007 年 4 月 1 日施行の「改正医療法」
において，第三章として医療における安全の確保という章が設けられ，医療施設
における安全管理体制や地域ごとに設置される医療安全支援センター，また国の
果たすべき役割について法律上の規定が整備された．その後，2014 年改正にお
いて医療事故調査制度に関する規定が設けられ，2015 年 10 月より施行されて
いる．安全な医療を行う上で有効な制度等に関しては，「医療法」のほか，医療
法施行規則等に具体的な規定が置かれ，医療安全に取り組むことは，今は医療関
係者には法的義務として課されている．また，同様の医療事故を繰り返し起こす
いわゆるリピーター医師に関しては，医師法第 7 条の 2 において，厚生労働大
臣が再教育研修を命ずることができるようになっている．

　法律以外の政策手段としては，診療報酬の点数配置が法律と同程度の拘束力を
医療現場において有している．診療報酬においてもかなり早い時期から医療安全
対策が点数化されており，診療報酬点数表 A234 として医療安全対策加算が点数
化されている．医療施設がこの点数を請求するためには，医療安全管理委員会を
設置し，医療事故等の分析を行ったり，職員対象の医療安全研修を実施するなど
の義務を果たしたりすることが必要であり，安全な医療を実施する上で最も有効
な政策手段となっている．これ以外にも，2004 年からは厚生労働省においてヒ
ヤリハット事例収集事業が全国展開され，ヒヤリハット事例の情報を全国の医療
施設が共有し，医療事故の予防に役立てることができるようになっている．ま

た，出産に伴い子に障害等が残った家族に関しては，2009 年より公益財団法人日本医療機能評価機構により産科医療補償制度が始まり，家族の救済・支援を行っている（2015 年改正）．

医療関係団体の取り組み　医療安全に関しては，政策当局のみならず，当事者である医療関係団体が積極的な取り組みを推進している．まず主な職能団体についてみると，日本医師会は，患者の安全対策室を設け，毎年度医療安全推進者の養成研修を行っている他，そのホームページにおいて，医療関係団体（学会・医会等）や医療器材メーカー・業界団体が作成した安全対策マニュアルを一元的に閲覧することのできるページを開設している．日本看護協会も医療安全・看護安全に関して積極的に取り組んでおり，ホームページにおいて豊富な情報提供を行っているほか，「医療安全推進のための標準テキスト」を公開している．また，各医療施設におけるリスクマネージャーのほとんどが看護職であることから，「医療安全管理者の業務指針および養成のための研修プログラム作成指針―医療安全管理者の質の向上のために」（厚生労働省医政局総務課医療安全推進室，令和 2 年 3 月改定）においては，最も重要な役割を果たした．また，医療事故の約 30％が医薬品に関係する事故であることから，日本薬剤師会も特に薬剤事故についての取り組みを推進している．具体的には，薬剤師における調査事故報告制度を 2001 年より開始しており，定期的に分析・検討を行い，会員にフィードバックしている．さらに，日本病院薬剤師会では，製薬企業が作成する医薬品リスク管理計画（RMP: Risk Management Plan）の利活用に関する手引きを作成・公開し，安全な医薬品の使用を目指した活動を展開している．

　学術団体としては，2005 年に設立された一般社団法人医療の質・安全学会が最も重要な役割を果たしている．この学会には，医療者のみならず研究者，医療行政関係者も集い，年次学術集会には数千人が集う大規模な学会である．また，同学会主催により，医療安全管理者ネットワークが運営されており，医療安全管理の方法や医療事故発生時の対応等医療安全業務の全国的な標準化が推進されている．

医薬品安全　医薬品安全に関しては，広くは医療安全の一分野であるが，最も専門性の高いサブスペシャルティであるといえる．医療法施行規則第 1 条の 11 では，医薬品使用に関する安全管理責任者の配置等医療施設の管理者に医薬品に関わる安全管理の措置をとることを義務づけている．その医薬品安全管理責任者は，医薬品管理の手順書の作成，従業者に対する研修の実施，業務手順書に基づく業務確認，情報の収集，改善のための方策を講ずることを業務とする．この業務を効果的に推進するために，多くの医療施設では，薬剤部員の中から医薬品情報担当者を任命し，PMDA や製薬メーカー等様々な機関から発出される情報を一元的に集約し，自施設の安全な医薬品使用に役立てるための医薬品情報室を設けている．

　　　　　　　　　　　　　　　　　　　　　　　　　　　　　　　　　[旗手俊彦]

基本事項・コアカリ演習⑪

薬害事件　原因薬剤（被害病状；救済制度）：ペニシリン（アナフィラキシーショック），サリドマイド（胎児の催奇性；WHO 国際医薬品モニタリング制度），キノホルム（スモン SMON：亜急性脊髄・視神経・末梢神経障害；医薬品副作用被害救済基金法）クロロキン（網膜症），ソリブジン（抗ウイルス剤ソリブジンとフルオロウラシル［FU］系抗がん剤との相互作用による重篤な血液障害；省令 GPMSP），輸入非加熱血液製剤（エイズ AIDS［Acquired Immuno-Deficiency Syndrome］：後天性免疫不全症候群，HIV 感染症；薬害エイズ訴訟の和解後薬害根絶の"誓いの碑"が旧厚生省前庭に建立された），ヒト乾燥硬膜（プリオン病：医原性クロイツフェルト・ヤコブ病 CJD；生物由来製品に関する感染症定期報告制度），血液製剤フィブリノゲン（C 型肝炎；薬害肝炎救済法）

医療事故　インシデント（レベル 0 ～ 3a)/アクシデント（レベル 3b ～ 5 その他）：医療過誤に起因するもの，医療訴訟に発展したもの，予期しないもの，ヒューマンエラーの防止，医薬品リスク管理計画（RMP）

有害事象-有害反応-薬物有害反応　有害事象（adverse event：臨床試験などで薬物が投与された患者・被験者に生じた，因果関係のはっきりしないものも含めた，あらゆる好ましくない徴候・症状・病気），有害反応（adverse reaction：医薬品以外の放射線治療，手術治療なども含めて有害事象との因果関係が否定できないもの），薬物有害反応（adverse drug event：有害事象のうち医薬品との因果関係が否定できないもの）

【演習1】　次の記述のうち薬害と関係しないものはどれか．
　1．スモン　　　2．サリドマイド　　　3．エイズ　　　4．CJD　　　5．AID

【演習2】　次の記述のうち薬害防止策と関係しないものはどれか．
　1．病気の早期発見　　　2．薬物治療への専念　　　3．医薬品審査の厳格化
　4．医・薬・官の癒着の解消　　　5．臨床試験の適正化

【演習3】　日本医療機能評価機構の医療事故の定義に適っているものはどれか．
　1．医療過誤が明らかでないものは除外する．　　　2．患者への実害がなかったものも含む．　　　3．予期しなかった治療結果は含まない　　　4．処置や治療を行わなかったものは含まない．　　　5．すべての医療過誤を含む．

【演習4】　医療安全に関する次の記述のうち適切でないものはどれか．
　1．患者の視点に立った医療の確立　　2．患者も医療に参加できる体制の実現
　3．安全性の高い医療システムの構築　　4．医療過誤の責任は管理者のみにある
　5．患者との医療情報の共有の推進

［松島哲久］

巻末資料

【資料1】 FIP 薬剤師倫理規定

●日本語訳：職能基準に関する FIP 声明　薬剤師倫理規定

緒言

　専門職は，最低限である法的要件を超えた倫理基準及び職能規範を自ら進んで遵守しようとする職種である．

　薬剤師の役割は，発展し続けている．薬剤師は，医薬品のエキスパートとして認められている．薬剤師は医療制度の中で，主に人々の健康維持を援助し，病気を予防し，医薬品が適切に使用されている場合に医薬品の適正使用を推進する責務が課せられている．薬剤師は，患者，その介護者，及び専門的なサービスの提供者(他の医療関係者)が，医薬品の最大限の治療効果を得られるように支援する．薬剤師として職務に就くということは報酬の有無に拘らず，個々の専門的な技能や知識を用いるという点において，あらゆる役割を負うことを意味している．薬剤師業務は直接の臨床的ケアの提供に限定されず，消費者や患者，その介護者との非臨床的な関わりにおける活動，つまり，医薬品の発見・開発・製造や，医薬品供給網の維持や調達，管理運営，教育・研究・審議・規制や政策策定における活動も含む．薬剤師倫理規定は，それゆえあらゆる薬剤師業務の場に適用されるだろう．薬剤師は限りある利用可能な資源ならびに公正・正義の原則を常に考慮して，消費者や患者，その介護者に対して可能な限り最良のケアを提供するよう努めるべきである．薬剤師は，患者及び介護者の最大関心事について活動をするために不可欠なプロフェッショナル・オートノミーが与えられているときのみ，その役割を遂行できる．

　こうした状況に鑑み，薬剤師倫理規定に関する職務規範となる本声明は，薬剤師の役割および責任の基礎をなす義務を公的にいま一度断言し，公言することを意図している．各国薬剤師会及び当局が，患者と介護者との関係，及び他の医療従事者と社会一般との関係における指針を個々の倫理規定を通じて薬剤師に示すことができるよう，確立された倫理原則に基づく薬剤師の責務を以下の通り挙げる．また，薬剤師倫理規定は，専門職としての日常業務において，個々の薬剤師の指針となるべきである．いくつかの状況や司法の場において，このような倫理規定は規制当局や法定機関の懲罰権の基礎にもなっている．

　このような背景と，本目的のため，FIP は以下のように勧告する.

1. 各国において，薬剤師会は薬剤師の専門家としての責務を列挙した，時代に沿った薬剤師倫理規定を作成し，もしくは当局によって策定された倫理規定を支持し，薬剤師にその倫理規定の条文を遵守させるための対策を講じるべきである．

2. 機会があれば，多職種での倫理規定の策定に対しても貢献することを考慮すべきである．

3. 各国において，薬学教育や生涯学習を行う機関は，すべての学生や専門家へ提供するもの（講義など）に，倫理規定及びその基本原則（自律尊重，善行，無危害，正義）を盛り込むべきである．

4. それらの規定に規範として明記する薬剤師の責務は，少なくとも以下を含むべきである．

・消費者や患者，その介護者，薬学関係者を含む他の健康専門職（訳注）との関係において，誠実かつ清廉に振る舞い，薬剤師の評価を下げる可能性や公共における信頼を低下させる可能性のある行為や活動を行わないこと．

・慎重なマネジメントを要する利益相反に関して多くの状況が生み出される可能性や，相反す忠誠心によってもたらされる難題を認識しつつ，薬剤師が常に自立したヘルスケアプロフェッショナルとして確実に活動すること，そして，薬剤師の最優先事項が確実に彼らの専門的なサービスの提供を受ける対象者の最大関心事と安全，そして幸福であるようにすること．

・科学的な原則や FIP により策定されたものを含む職能基準に従い，常に専門家らしく振舞うこと．

・利用可能な資源の限界や公正・公平の原則を常に考慮しつつ，個人にも社会にも可能な限り最良の医療が提供されることを保証するよう，医療提供システムにおける同僚，他の健康専門職，消費者，患者，介護者やその他の関係者と協力・連携すること．

・専門的なサービスを提供する上で取得されたり，アクセスされた患者情報の機密性を守り，細心の注意を払うこと．また，このような情報の開示は，当人のインフォームド・コンセントが得られた場合や，法規や規則で適用が認められる場合のみとすること．

・患者の権利を尊重し，特に患者や介護者，他の健康専門職のモラルや宗教的信条による対立が起こった際には，彼らの文化的相違や信条，価値観を認め，そして尊重すること．

・患者の自律性の尊重に基づき，個々のモラルや宗教的信条による対立が起こった際にも，患者のための継続的なケアを保証すること．

・すべての専門的なサービスや医薬品の提供に際して，法律や定着した規定・基準に従うこと，また，医薬品供給網に問題が生じないよう確実に保証すること．

・継続的な職能開発を通じて，能力の維持に努めること．

（以下略）

訳注：訳文では "health professional" を "健康専門職" と訳した．

［本声明は，2014 年 8 月に国際薬剤師・薬学会議（バンコク）において採択された．翻訳：日本薬剤師会国際委員会］

●原文： FIP STATEMENT OF PROFESSIONAL STANDARDS
Codes of ethics for pharmacists

Introduction

A profession is distinguished by the willingness of individual practitioners to comply with ethical and professional standards, which exceed minimum legal requirements.

The role of the pharmacist is continuing to develop. The pharmacist is recognised as the expert on medicines.[1] Pharmacists are given the responsibility, within the overall health system, to help people to maintain good health, to avoid ill health and, where medication is appropriate, to promote the responsible use of medicines. They assist patients, their carers,[2] and those to whom they provide professional services to gain maximum therapeutic benefit from their medicines. To practise as a pharmacist means undertaking any role, whether remunerated or not, in which the individual uses his/her professional skills and knowledge. Pharmaceutical practice is not restricted to the provision of direct clinical care, but also includes working in a non-clinical relationship with consumers, patients or carers, in the discovery, development, manufacturing of medicines, in maintaining the supply chain or in procurement, in general management or administration, in education, research, advisory, regulatory, or policy development roles. The code of ethics will therefore apply to pharmacists in all practice settings. At all times, pharmacists should strive to provide the best possible care for consumers, patients and carers, with due regard for the limitations of available resources and the principles of equity and justice. Pharmacists can only fulfil their role if they are afforded the necessary professional autonomy to act in the best interests of patients and carers.

Recognising these circumstances, this statement of professional standards relating to codes of ethics for pharmacists is intended to reaffirm and state publicly the obligations that form the basis of the roles and responsibilities of pharmacists. These obligations, based on established ethical principles, are provided to enable national associations and regulators of pharmaceutical practitioners, through their individual codes of ethics, to guide pharmacists in their relationships with patients and carers, and with other health professionals and society generally. They should also guide individual pharmacists in their daily practice of the profession.

In some settings or jurisdictions, such codes of ethics form the basis for the disciplinary powers of regulators or statutory bodies.

---

1 The term "medicines" is used, as is recommended by the World Health Organization. The terms "medications" or "drugs" may be more common in some settings.
2 The terms "carers" and "caregivers" are considered to be synonymous.

Against this background, and for this purpose, the FIP recommends that:

1. In every country, pharmacists associations produce or support the development by competent authorities of an up-to-date Code of Ethics for pharmacists setting out their professional obligations and take steps to ensure that pharmacists comply with the provisions of that Code.

2. Consideration should also be given to contributing to the development of transdisciplinary Codes of Ethics, where the opportunities exist to do so.

3. In every country, institutions offering pharmaceutical education and continuing professional development should include the Code of Ethics, and its underlying principles of respect for the autonomy of persons, beneficence, non-maleficence and justice, in their offerings for all students and professionals.

4. The obligations of pharmacists formalised in these codes should at least include:

   · to act with honesty and integrity in their relationships with consumers, patients and carers, and other health professionals, including pharmacy practice colleagues, and not engage in any behaviour or activity likely to bring the profession into disrepute or to undermine public confidence in the profession;

   · to ensure that their priorities are the safety, well-being and the best interests of those to whom they provide professional services and that they act at all times as autonomous health professionals, recognising the challenges posed by divided loyalties and the potential in many settings for conflicts of interest that need careful management;

   · to always act professionally, in accordance with scientific principles and professional standards, including those developed by the International Pharmaceutical Federation.

   · to co-operate and collaborate with colleagues, other health professionals, consumers, patients, carers and other actors in the healthcare delivery system to ensure that the best possible quality of healthcare is provided both to individuals and the community at large, while always considering the limitations of available resources and the principles of equity and justice;

   · to respect and protect the confidentiality of patient information acquired or accessed in the course of providing professional services and to ensure that such information is only disclosed with the informed consent of that individual or as allowed by applicable legislation and regulation;

   · to respect patients' rights and recognise and respect the cultural differences, beliefs and values of patients, carers and other healthcare professionals, particularly in the event of conflict with their own moral or religious beliefs;

- to ensure continuity of care for the patient in the event of conflict with their own moral or religious beliefs, based on respect for patient autonomy;
- to comply with legislation and accepted codes and standards of practice in the provision of all professional services and pharmaceutical products and to ensure the integrity of the supply chain for medicines; and
- to ensure that they maintain competence through continuing professional development.

Other FIP Statements which have relevance for this Statement include:

The Tokyo Declaration (1993) Standards for quality of pharmacy services (FIP Guidelines for Good Pharmacy Practice, September 1993) and revised version FIP/WHO GPP (1997, Vancouver)

FIP Statement of Professional Standards on the Role of the Pharmacist in Encouraging Adherence to Long-Term Treatments (Sydney 2003)

FIP Statement of Professional Standards on Continuing Professional Development (2002, Nice)

【資料2】　リスボン宣言

患者の権利に関する WMA リスボン宣言

1981 年 9 月 /10 月，ポルトガル，リスボンにおける第 34 回 WMA 総会で採択

1995 年 9 月，インドネシア，バリ島における第 47 回 WMA 総会で修正

2005 年 10 月，チリ，サンティアゴにおける第 171 回 WMA 理事会で編集上修正

2015 年 4 月，ノルウェー，オスローにおける第 200 回 WMA 理事会で再確認

[編集部注，WMA: World Medical Association（世界医師会）]

序　文

　医師，患者およびより広い意味での社会との関係は，近年著しく変化してきた．医師は，常に自らの良心に従い，また常に患者の最善の利益のために行動すべきであると同時に，それと同等の努力を患者の自律性と正義を保証するために払わねばならない．以下に掲げる宣言は，医師が是認し推進する患者の主要な権利のいくつかを述べたものである．医師および医療従事者，または医療組織は，この権利を認識し，擁護していくうえで共同の責任を担っている．法律，政府の措置，あるいは他のいかなる行政や慣例であろうとも，患者の権利を否定する場合には，医師はこの権利を保障ないし回復させる適切な手段を講じるべきである．

原　則

1.　良質の医療を受ける権利

　a.　すべての人は，差別なしに適切な医療を受ける権利を有する．

　b.　すべての患者は，いかなる外部干渉も受けずに自由に臨床上および倫理上の判断を行うことを認識している医師から治療を受ける権利を有する．

　c.　患者は，常にその最善の利益に即して治療を受けるものとする．患者が受ける治療は，一般的に受け入れられた医学的原則に沿って行われるものとする．

　d.　質の保証は，常に医療のひとつの要素でなければならない．特に医師は，医療の質の擁護者たる責任を担うべきである．

　e.　供給を限られた特定の治療に関して，それを必要とする患者間で選定を行わなければならない場合は，そのような患者はすべて治療を受けるための公平な選択手続きを受ける権利がある．その選択は，医学的基準に基づき，かつ差別なく行われなければならない．

　f.　患者は，医療を継続して受ける権利を有する．医師は，医学的に必要とされる治療を行うにあたり，同じ患者の治療にあたっている他の医療提供者と協力する責務を有する．医師は，現在と異なる治療を行うために患者に対して適切な援助と十分な機会を与えることができないならば，今までの治療が医学的に引き続き必要とされる限り，患者の治療を中断してはならない．

2.　選択の自由の権利

　a.　患者は，民間，公的部門を問わず，担当の医師，病院，あるいは保健サービス機

関を自由に選択し，また変更する権利を有する．

   b. 患者はいかなる治療段階においても，他の医師の意見を求める権利を有する．

3. 自己決定の権利

   a. 患者は，自分自身に関わる自由な決定を行うための自己決定の権利を有する．医師は，患者に対してその決定のもたらす結果を知らせるものとする．

   b. 精神的に判断能力のある成人患者は，いかなる診断上の手続きないし治療に対しても同意を与えるかまたは差し控える権利を有する．患者は自分自身の決定を行ううえで必要とされる情報を得る権利を有する．患者は，検査ないし治療の目的，その結果が意味すること，そして同意を差し控えることの意味について明確に理解するべきである．

   c. 患者は医学研究あるいは医学教育に参加することを拒絶する権利を有する．

4. 意識のない患者

   a. 患者が意識不明かその他の理由で意思を表明できない場合は，法律上の権限を有する代理人から，可能な限りインフォームド・コンセントを得なければならない．

   b. 法律上の権限を有する代理人がおらず，患者に対する医学的侵襲が緊急に必要とされる場合は患者の同意があるものと推定する．ただし，その患者の事前の確固たる意思表示あるいは信念に基づいて，その状況における医学的侵襲に対し同意を拒絶することが明白かつ疑いのない場合を除く．

   c. しかしながら，医師は自殺企図により意識を失っている患者の生命を救うよう常に努力すべきである．

5. 法的無能力の患者

   a. 患者が未成年者あるいは法的無能力者の場合，法域によっては，法律上の権限を有する代理人の同意が必要とされる．それでもなお，患者の能力が許す限り，患者は意思決定に関与しなければならない．

   b. 法的無能力の患者が合理的な判断をしうる場合，その意思決定は尊重されねばならず，かつ患者は法律上の権限を有する代理人に対する情報の開示を禁止する権利を有する．

   c. 患者の代理人で法律上の権限を有する者，あるいは患者から権限を与えられた者が，医師の立場から見て，患者の最善の利益となる治療を禁止する場合，医師はその決定に対して，関係する法的あるいはその他慣例に基づき，異議を申し立てるべきである．救急を要する場合，医師は患者の最善の利益に即して行動することを要する．

6. 患者の意思に反する処置

   患者の意思に反する診断上の処置あるいは治療は，特別に法律が認めるか医の倫理の諸原則に合致する場合には，例外的な事例としてのみ行うことができる．

7. 情報に対する権利

   a. 患者は，いかなる医療上の記録であろうと，そこに記載されている自己の情報を受ける権利を有し，また症状についての医学的事実を含む健康状態に関して十分な説明を受ける権利を有する．しかしながら，患者の記録に含まれる第三者につ

いての機密情報は，その者の同意なくしては患者に与えてはならない.

b. 例外的に，情報が患者自身の生命あるいは健康に著しい危険をもたらす恐れがあると信ずるべき十分な理由がある場合は，その情報を患者に対して与えなくともよい.

c. 情報は，その患者の文化に適した方法で，かつ患者が理解できる方法で与えられなければならない.

d. 患者は，他人の生命の保護に必要とされていない場合に限り，その明確な要求に基づき情報を知らされない権利を有する.

e. 患者は，必要があれば自分に代わって情報を受ける人を選択する権利を有する.

8. 守秘義務に対する権利

a. 患者の健康状態，症状，診断，予後および治療について個人を特定しうるあらゆる情報，ならびにその他個人のすべての情報は，患者の死後も秘密が守られなければならない.

ただし，患者の子孫には，自らの健康上のリスクに関わる情報を得る権利もありうる.

b. 秘密情報は，患者が明確な同意を与えるか，あるいは法律に明確に規定されている場合に限り開示することができる. 情報は，患者が明らかに同意を与えていない場合は，厳密に「知る必要性」に基づいてのみ，他の医療提供者に開示することができる.

c. 個人を特定しうるあらゆる患者のデータは保護されねばならない. データの保護のために，その保管形態は適切になされなければならない. 個人を特定しうるデータが導き出せるようなその人の人体を形成する物質も同様に保護されねばならない.

9. 健康教育を受ける権利

すべての人は，個人の健康と保健サービスの利用について，情報を与えられたうえでの選択が可能となるような健康教育を受ける権利がある. この教育には，健康的なライフスタイルや，疾病の予防および早期発見についての手法に関する情報が含まれていなければならない. 健康に対するすべての人の自己責任が強調されるべきである. 医師は教育的努力に積極的に関わっていく義務がある.

10. 尊厳に対する権利

a. 患者は，その文化および価値観を尊重されるように，その尊厳とプライバシーを守る権利は，医療と医学教育の場において常に尊重されるものとする.

b. 患者は，最新の医学知識に基づき苦痛を緩和される権利を有する.

c. 患者は，人間的な終末期ケアを受ける権利を有し，またできる限り尊厳を保ち，かつ安楽に死を迎えるためのあらゆる可能な助力を与えられる権利を有する.

11. 宗教的支援に対する権利

患者は，信仰する宗教の聖職者による支援を含む，精神的，道徳的慰問を受けるか受けないかを決める権利を有する.

**　　　　　　　　　　　　　　　　　　［日本医師会訳］

【資料3】 患者の権利章典(1992)

(1972 年 11 月 17 日アメリカ病院理事会承認)
1973 年 2 月 6 日アメリカ病院協会採択
1992 年 10 月 21 日アメリカ病院協会改訂

はじめに

　効果的な医療を行うためには，患者と医師，その他の医療専門職の協力が必要である．開かれた正直なコミュニケーション，個人と専門職がそれぞれ持つ価値観の尊重，お互いの違いに対する感受性は，患者に最善の治療を提供するために欠かせないものである．医療を提供するための環境として，病院は，患者，家族，医師その他の医療専門職の権利と責任についての理解と敬意を得るための基礎を提供しなければならない．病院は，治療方法の選択及び治療についてのその他のケアの局面で，患者自身による決定を尊重する医療倫理を徹底しなければならない．病院は障害のある患者のニーズだけではなく，文化，人種，言語，宗教による違い，年齢，性別その他の違いにも敏感でなければならない．

　アメリカ病院協会は，患者の権利章典を発表し，これが患者のケアをより効果的なものとすることに貢献し，医療機関，医療スタッフ，従業員，患者に代わって，病院によって活用されていくことを期待しているものである．アメリカ病院協会は，医療機関がその患者たちに合わせて，この権利章典の言葉を訳したり，分かりやすいものにすることによって，患者とその家族がその権利と責任を確実に理解できるようにすることを推奨する．

権利章典

1.　患者は，思いやりと敬意を込めたケアを受ける権利を有する．
2.　患者は，医師その他直接に関与している医療者から，診断，治療，予後に関する現在の情報を分かりやすい言葉で聞く権利を有し，さらには，そうすることを推奨される．患者に意思決定能力がなく，緊急に治療をする必要がある切迫した場合を除き，患者は，特定の手順及び／または治療，関連して生じる可能性のある危険，回復にかかると予想される期間，医学上可能な代替処置とそれに伴う危険と利点に関する情報を検討，要求することができる．

　　患者は，治療に関与するものが学生，研修医その他の実習生である場合だけでなく，医師，看護師その他のケアに関与する人間について知る権利を有している．患者は，当面の，そして長期的な治療の選択について分かっている限りの財政的支配見通しを知る権利を有する．
3.　患者は，治療の前またはその途中で，ケアの計画を決定する権利を有し，法律及び病院の方針によって許容される範囲内で推奨された治療やケアの計画を拒絶し，この行為による医学上の影響を知る権利を有する．そのような拒絶をした場合は，患者は病院が提供する他の適切なケアやサービスを受けるか，または他の病院に移ることができる．病院は，院内での患者の選択に影響する可能性のあるすべて

の方針を患者に通知しなければならない．

4. 患者は，病院が法律及び病院の方針によって許容される範囲内で患者の指示の意向を尊重することを期待し，治療または代理の意思決定者の指名に関して（リヴィング・ウィル，医療上の代理人，医療に関しての弁護士に対する永続的委任状などの）事前の指示をする意向を有しているかどうかを尋ね，その情報も患者の記録に含めるものとする．患者は，十分な，法的に有効な事前の指示をする能力が制限されてしまうような病院の方針について，適時に知らせを受ける権利を有する．

5. 患者は，プライバシーについて“万全の配慮”を受ける権利を有する．症例の検討，相談，検査，治療は，それぞれの患者のプライバシーを個別に守って行われなければならない．

6. 患者は，そのケアに関するすべての医療上の会話と記録を，病院が守秘事項として扱うことを期待する権利を有する．ただし，権利の濫用が疑われる場合や，法律によって報告が許可または要求されている健康に対する危険性を生じるような場合は除くものとする．患者は，この記録に記載されている情報を見る権利を有する第三者に渡す場合にも，病院がその守秘性を強調することを期待する権利を有する．

7. 患者は，その医療に関する記録を閲覧し，必要に応じて，説明や通訳を受ける権利を有する．ただし，法律で制限されている場合を除く．

8. 患者は，病院の能力と方針の範囲内で，適切な医学的に指示されたケアとサービスに関する患者の要求に対して，病院が道理に合った対応をすることを期待する権利を有する．病院は，病状の緊急さによって示される判断，サービス，及び／または委託する転送先を提供しなければならない．医学的に適切と考えられ，法的に許容される場合，または患者の要求があった場合には，患者を他の施設に移すことができる．患者の移転先の病院は，まず，その患者を受け入れられなければならない．さらに患者が，転院について，その必要性，危険性，利点，代替案に関する十分な情報を得ることができるようにしなければならない．

＊これらの権利は，患者が意思決定能力を欠く場合，法的な無能力者または未成年者の場合には，指定された代理人または代理の意思決定者が，患者を代理して行使するものとする．

9. 患者は，自分が入院している病院と教育機関，その他の医療機関，支払機関の間に，患者の治療やケアに影響を及ぼすような事業上の取引関係の有無を尋ね，それについて知る権利を有する．

10. 患者は，ケアや治療に影響を及ぼしたり，患者の直接の関与を求められるような調査研究または人体実験への参加に同意し，またはそれを拒絶する権利を有し，同意をする場合には，事前にその研究について十分な説明を受ける権利を有する．調査または実験への参加を断った患者は，病院が提供できる，それ以外の最も効果的なケアを受ける権利を有する．

11. 患者は，適切な期間は，ケアを継続的に受けることを期待する権利を有し，病院

におけるケアがもはや不適切となった場合は，患者は利用可能な現実的なケアの
オプションについて，医師その他の医療ケアの担当者から聞く権利を有する．

12. 患者は，自分のケア，治療，責任に関連する病院の方針，実務について知らせて
もらう権利を有する．また患者は，紛争，不平，対立を解決するための倫理委員
会や患者関係担当者のような利用可能な院内資源，あるいはその他の機構につい
て，情報を与えられる権利を有する．患者は，病院のサービスに関する料金と可
能な支払い方法について知る権利を有する．

　医療は協同作業的な性格があり，患者やその家族／代理人も医療に参加するこ
とが求められる．医療の効果，治療に対する患者の満足度は，患者が一定の責任
を果たすかどうかによる部分がある．患者は，過去の病気，入院，服薬，その他
健康状態に関連する情報を提供する責任がある．治療方針の決定に効果的に参加
するためには，患者は情報や指示が十分に理解できない場合は，その健康状態や
治療について，理解できるまで情報や説明を求めることをその責任とすることが
推奨されなけれなければならない．さらに，患者は，事前の指示を書いた場合は，
病院がその写しを1部保管していることを確認する責任がある．患者は，今後の
処方によって問題が発生することが予想される場合には，医師その他の医療担当
者にそれを知らせる責任がある．

　患者は，病院が自分以外の患者やコミュニティにも能率的で公正な医療を提供
する義務を負っていることを認識しなければならない．病院の規則，規定は，病
院がこの義務を果たすことができるように作成されている．患者とその族は，病
院，自分以外の患者，医療スタッフ，病院の従業員のニーズに合った合理的な調
整をする責任を有している．患者は，保険金請求のために，そして必要に応じて
支払い手続きを病院と共に行うために，必要とされる情報を提供する責任がある．

　患者の健康のためには，医療よりもさらに重要なものがある．患者は，そのラ
イフスタイルが健康に及ぼす影響を認識する責任がある．

結　語

　健康増進，健康促進，病気の予防，傷害や病気の治療，患者に対する当面の，そして
継続的なケアとリハビリテーション，医療専門職・患者・コミュニティの教育，調査な
ど，病院には多くの機能がある．これらのすべての活動は，患者の価値と尊厳を最優先
に位置づけて推進していかなければならない．　　　　　　　　　　　　［和田　努訳］

【資料 4】　ニュルンベルク綱領

ニュルンベルク綱領（1947 年）

1.　被験者の自発的な同意が絶対に必要である．

　　このことは，被験者が，同意を与える法的な能力を持つべきこと，圧力や詐欺，欺瞞，脅迫，陰謀，その他の隠された強制や威圧による干渉を少しも受けることなく，自由な選択権を行使することのできる状況に置かれるべきこと，よく理解し納得した上で意思決定を行えるように，関係する内容について十分な知識と理解力を有するべきことを意味している．後者の要件を満たすためには，実験対象者から肯定的な意思決定を受ける前に，実験の性質，期間，目的，実施の方法と手段，起こっても不思議ではないあらゆる不都合と危険性，実験に参加することによって生ずる可能性のある健康や人格への影響を，実験対象者に知らせる必要がある．

　　同意の質を保証する義務と責任は，実験を発案したり，指揮したり，従事したりする各々の個人にある．それは，何事もなく他人任せにはできない個人的な義務であり責任である．

2.　実験は，社会の福利のために実り多い結果を生むとともに，他の方法や手段では行えないものであるべきであり，無計画に，あるいは無駄に行うべきではない．

3.　予想される結果によって実験の遂行が正当化されるように，実験は念入りに計画され，動物実験の結果および研究中の疾患やその他の問題に関する基本的な知識に基づいて行われるべきである．

4.　実験は，あらゆる不必要な身体的，精神的な苦痛や傷害を避けて行われるべきである．

5.　死亡や障害を引き起こすことがあらかじめ予想される場合，実験は行うべきではない．ただし，実験する医師自身も被験者となる実験の場合は，例外としてよいかもしれない．

6.　実験に含まれる危険性の度合いは，その実験により解決される問題の人道上の重大性を決して上回るべきではない．

7.　傷害や障害，あるいは死をもたらすわずかな可能性からも被験者を保護するため，周到な準備がなされ，適切な設備が整えられるべきである．

8. 実験は，科学的有資格者によってのみ行われるべきである．実験を行う者，あるいは実験に従事する者には，実験の全段階を通じて，最高度の技術と注意が求められるべきである．

9. 実験の進行中に，実験の続行が耐えられないと思われるほどの身体的あるいは精神的な状態に至った場合，被験者は，実験を中止させる自由を有するべきである．

10. 実験の進行中に，責任ある立場の科学者は，彼に求められた誠実さ，優れた技能，注意深い判断力を行使する中で，実験の継続が，傷害や障害，あるいは死を被験者にもたらしそうだと考えるに足る理由が生じた場合，いつでも実験を中止する心構えでいなければならない．

[笹栗俊之訳]

【資料5】 ヘルシンキ宣言

●日本語訳：WORLD MEDICAL ASSOCIATION　ヘルシンキ宣言
人間を対象とする医学研究の倫理的原則

1964 年	6 月	第 18 回 WMA 総会(ヘルシンキ，フィンランド)で採択
1975 年	10 月	第 29 回 WMA 総会(東京，日本)で修正
1983 年	10 月	第 35 回 WMA 総会(ベニス，イタリア)で修正
1989 年	9 月	第 41 回 WMA 総会(九龍，香港)で修正
1996 年	10 月	第 48 回 WMA 総会(サマーセットウェスト，南アフリカ)で修正
2000 年	10 月	第 52 回 WMA 総会(エジンバラ，スコットランド)で修正
2002 年	10 月	WMA ワシントン総会(米国)で修正(第 29 項目明確化のため注釈追加)
2004 年	10 月	WMA 東京総会(日本)で修正(第 30 項目明確化のため注釈追加)
2008 年	10 月	WMA ソウル総会(韓国)で修正
2013 年	10 月	WMA フォルタレザ総会(ブラジル)で修正

序文

1. 世界医師会(WMA)は，特定できる人間由来の試料およびデータの研究を含む，人間を対象とする医学研究の倫理的原則の文書としてヘルシンキ宣言を改訂してきた.

   本宣言は全体として解釈されることを意図したものであり，各項目は他のすべての関連項目を考慮に入れて適用されるべきである.

2. WMA の使命の一環として，本宣言は主に医師に対して表明されたものである. WMA は人間を対象とする医学研究に関与する医師以外の人々に対してもこれらの諸原則の採用を推奨する.

一般原則

3. WMA ジュネーブ宣言は,「私の患者の健康を私の第一の関心事とする」ことを医師に義務づけ，また医の国際倫理綱領は,「医師は，医療の提供に際して，患者の最善の利益のために行動すべきである」と宣言している.

4. 医学研究の対象とされる人々を含め，患者の健康，福利，権利を向上させ守ることは医師の責務である. 医師の知識と良心はこの責務達成のために捧げられる.

5. 医学の進歩は人間を対象とする諸試験を要する研究に根本的に基づくものである.

6. 人間を対象とする医学研究の第一の目的は，疾病の原因，発症および影響を理解し，予防，診断ならびに治療(手法，手順，処置)を改善することである. 最善と証明された治療であっても，安全性，有効性，効率性，利用可能性および質に関する研究を通じて継続的に評価されなければならない.

7. 医学研究はすべての被験者に対する配慮を推進かつ保証し，その健康と権利を擁護するための倫理基準に従わなければならない．

8. 医学研究の主な目的は新しい知識を得ることであるが，この目標は個々の被験者の権利および利益に優先することがあってはならない．

9. 被験者の生命，健康，尊厳，全体性，自己決定権，プライバシーおよび個人情報の秘密を守ることは医学研究に関与する医師の責務である．被験者の保護責任は常に医師またはその他の医療専門職にあり，被験者が同意を与えた場合でも，決してその被験者に移ることはない．

10. 医師は，適用される国際的規範および基準はもとより人間を対象とする研究に関する自国の倫理，法律，規制上の規範ならびに基準を考慮しなければならない．国内的または国際的倫理，法律，規制上の要請がこの宣言に示されている被験者の保護を減じあるいは排除してはならない．

11. 医学研究は，環境に害を及ぼす可能性を最小限にするよう実施されなければならない．

12. 人間を対象とする医学研究は，適切な倫理的および科学的な教育と訓練を受けた有資格者によってのみ行われなければならない．患者あるいは健康なボランティアを対象とする研究は，能力と十分な資格を有する医師またはその他の医療専門職の監督を必要とする．

13. 医学研究から除外されたグループには研究参加への機会が適切に提供されるべきである．

14. 臨床研究を行う医師は，研究が予防，診断または治療する価値があるとして正当化できる範囲内にあり，かつその研究への参加が被験者としての患者の健康に悪影響を及ぼさないことを確信する十分な理由がある場合に限り，その患者を研究に参加させるべきである．

15. 研究参加の結果として損害を受けた被験者に対する適切な補償と治療が保証されなければならない．

リスク，負担，利益

16. 医療および医学研究においてはほとんどの治療にリスクと負担が伴う．

　　人間を対象とする医学研究は，その目的の重要性が被験者のリスクおよび負担を上まわる場合に限り行うことができる．

17. 人間を対象とするすべての医学研究は，研究の対象となる個人とグループに対する予想し得るリスクおよび負担と被験者およびその研究によって影響を受けるその他の個人またはグループに対する予見可能な利益とを比較して，慎重な評価を先行させなければならない．

　　リスクを最小化させるための措置が講じられなければならない．リスクは研究者によって継続的に監視，評価，文書化されるべきである．

18. リスクが適切に評価されかつそのリスクを十分に管理できるとの確信を持てない

限り，医師は人間を対象とする研究に関与してはならない．

潜在的な利益よりもリスクが高いと判断される場合または明確な成果の確証が得られた場合，医師は研究を継続，変更あるいは直ちに中止すべきかを判断しなければならない．

社会的弱者グループおよび個人

19. あるグループおよび個人は特に社会的な弱者であり不適切な扱いを受けたり副次的な被害を受けやすい．

すべての社会的弱者グループおよび個人は個別の状況を考慮したうえで保護を受けるべきである．

20. 研究がそのグループの健康上の必要性または優先事項に応えるものであり，かつその研究が社会的弱者でないグループを対象として実施できない場合に限り，社会的弱者グループを対象とする医学研究は正当化される．さらに，そのグループは研究から得られた知識，実践または治療からの恩恵を受けるべきである．

科学的要件と研究計画書

21. 人間を対象とする医学研究は，科学的文献の十分な知識，その他関連する情報源および適切な研究室での実験ならびに必要に応じた動物実験に基づき，一般に認知された科学的諸原則に従わなければならない．研究に使用される動物の福祉は尊重されなければならない．

22. 人間を対象とする各研究の計画と実施内容は，研究計画書に明示され正当化されていなければならない．

研究計画書には関連する倫理的配慮について明記され，また本宣言の原則がどのように取り入れられてきたかを示すべきである．計画書は，資金提供，スポンサー，研究組織との関わり，起こり得る利益相反，被験者に対する報奨ならびに研究参加の結果として損害を受けた被験者の治療および／または補償の条項に関する情報を含むべきである．

臨床試験の場合，この計画書には研究終了後条項についての必要な取り決めも記載されなければならない．

研究倫理委員会

23. 研究計画書は，検討，意見，指導および承認を得るため研究開始前に関連する研究倫理委員会に提出されなければならない．この委員会は，その機能において透明性がなければならず，研究者，スポンサーおよびその他いかなる不適切な影響も受けず適切に運営されなければならない．委員会は，適用される国際的規範および基準はもとより，研究が実施される国または複数の国の法律と規制も考慮しなければならない．しかし，そのために本宣言が示す被験者に対する保護を減じあるいは排除することを許してはならない．

研究倫理委員会は，進行中の研究をモニターする権利を持たなければならない．研究者は，委員会に対してモニタリング情報とくに重篤な有害事象に関する情報を提供しなければならない．委員会の審議と承認を得ずに計画書を修正してはならない．研究終了後，研究者は研究知見と結論の要約を含む最終報告書を委員会に提出しなければならない．

プライバシーと秘密保持

24. 被験者のプライバシーおよび個人情報の秘密保持を厳守するためあらゆる予防策を講じなければならない．

インフォームド・コンセント

25. 医学研究の被験者としてインフォームド・コンセントを与える能力がある個人の参加は自発的でなければならない．家族または地域社会のリーダーに助言を求めることが適切な場合もあるが，インフォームド・コンセントを与える能力がある個人を本人の自主的な承諾なしに研究に参加させてはならない．

26. インフォームド・コンセントを与える能力がある人間を対象とする医学研究において，それぞれの被験者候補は，目的，方法，資金源，起こり得る利益相反，研究者の施設内での所属，研究から期待される利益と予測されるリスクならびに起こり得る不快感，研究終了後条項，その他研究に関するすべての面について十分に説明されなければならない．被験者候補は，いつでも不利益を受けることなしに研究参加を拒否する権利または参加の同意を撤回する権利があることを知らされなければならない．個々の被験者候補の具体的情報の必要性のみならずその情報の伝達方法についても特別な配慮をしなければならない．

被験者候補がその情報を理解したことを確認したうえで，医師またはその他ふさわしい有資格者は被験者候補の自主的なインフォームド・コンセントをできれば書面で求めなければならない．同意が書面で表明されない場合，その書面によらない同意は立会人のもとで正式に文書化されなければならない．

医学研究のすべての被験者は，研究の全体的成果について報告を受ける権利を与えられるべきである．

27. 研究参加へのインフォームド・コンセントを求める場合，医師は，被験者候補が医師に依存した関係にあるかまたは同意を強要されているおそれがあるかについて特別な注意を払わなければならない．そのような状況下では，インフォームド・コンセントはこうした関係とは完全に独立したふさわしい有資格者によって求められなければならない．

28. インフォームド・コンセントを与える能力がない被験者候補のために，医師は，法的代理人からインフォームド・コンセントを求めなければならない．これらの人々は，被験者候補に代表されるグループの健康増進を試みるための研究，インフォームド・コンセントを与える能力がある人々では代替して行うことができない研究，そして最小限のリスクと負担のみ伴う研究以外には，被験者候補の利益に

なる可能性のないような研究対象に含まれてはならない.

29. インフォームド・コンセントを与える能力がないと思われる被験者候補が研究参加についての決定に賛意を表することができる場合, 医師は法的代理人からの同意に加えて本人の賛意を求めなければならない. 被験者候補の不賛意は, 尊重されるべきである.

30. 例えば, 意識不明の患者のように, 肉体的, 精神的にインフォームド・コンセントを与える能力がない被験者を対象とした研究は, インフォームド・コンセントを与えることを妨げる肉体的・精神的状態がその研究対象グループに固有の症状となっている場合に限って行うことができる. このような状況では, 医師は法的代理人からインフォームド・コンセントを求めなければならない. そのような代理人が得られず研究延期もできない場合, この研究はインフォームド・コンセントを与えられない状態にある被験者を対象とする特別な理由が研究計画書で述べられ, 研究倫理委員会で承認されていることを条件として, インフォームド・コンセントなしに開始することができる. 研究に引き続き留まる同意はできるかぎり早く被験者または法的代理人から取得しなければならない.

31. 医師は, 治療のどの部分が研究に関連しているかを患者に十分に説明しなければならない. 患者の研究への参加拒否または研究離脱の決定が患者・医師関係に決して悪影響を及ぼしてはならない.

32. バイオバンクまたは類似の貯蔵場所に保管されている試料やデータに関する研究など, 個人の特定が可能な人間由来の試料またはデータを使用する医学研究のためには, 医師は収集・保存および／または再利用に対するインフォームド・コンセントを求めなければならない. このような研究に関しては, 同意を得ることが不可能か実行できない例外的な場合があり得る. このような状況では研究倫理委員会の審議と承認を得た後に限り研究が行われ得る.

プラセボの使用

33. 新しい治療の利益, リスク, 負担および有効性は, 以下の場合を除き, 最善と証明されている治療と比較考量されなければならない:

証明された治療が存在しない場合, プラセボの使用または無治療が認められる; あるいは,

説得力があり科学的に健全な方法論的理由に基づき, 最善と証明されたものより効果が劣る治療, プラセボの使用または無治療が, その治療の有効性あるいは安全性を決定するために必要な場合, そして, 最善と証明されたものより効果が劣る治療, プラセボの使用または無治療の患者が, 最善と証明された治療を受けなかった結果として重篤または回復不能な損害の付加的リスクを被ることがないと予想される場合.

この選択肢の乱用を避けるため徹底した配慮がなされなければならない.

研究終了後条項

34. 臨床試験の前に，スポンサー，研究者および主催国政府は，試験の中で有益であると証明された治療を未だ必要とするあらゆる研究参加者のために試験終了後のアクセスに関する条項を策定すべきである．また，この情報はインフォームド・コンセントの手続きの間に研究参加者に開示されなければならない．

研究登録と結果の刊行および普及

35. 人間を対象とするすべての研究は，最初の被験者を募集する前に一般的にアクセス可能なデータベースに登録されなければならない．

36. すべての研究者，著者，スポンサー，編集者および発行者は，研究結果の刊行と普及に倫理的責務を負っている．研究者は，人間を対象とする研究の結果を一般的に公表する義務を有し報告書の完全性と正確性に説明責任を負う．すべての当事者は，倫理的報告に関する容認されたガイドラインを遵守すべきである．否定的結果および結論に達しない結果も肯定的結果と同様に，刊行または他の方法で公表されなければならない．資金源，組織との関わりおよび利益相反が，刊行物の中には明示されなければならない．この宣言の原則に反する研究報告は，刊行のために受理されるべきではない．

臨床における未実証の治療

37. 個々の患者の処置において証明された治療が存在しないかまたはその他の既知の治療が有効でなかった場合，患者または法的代理人からのインフォームド・コンセントがあり，専門家の助言を求めたうえ，医師の判断において，その治療で生命を救う，健康を回復するまたは苦痛を緩和する望みがあるのであれば，証明されていない治療を実施することができる．この治療は，引き続き安全性と有効性を評価するために計画された研究の対象とされるべきである．すべての事例において新しい情報は記録され，適切な場合には公表されなければならない．

［日本医師会訳］

●巻末資料の出典

【資料1：日本語訳】日本薬剤師会ウェブサイトより（https://www.nichiyaku.or.jp/assets/pdf/FIP2014-Ethics-J.pdf）

【資料1：原文】InternationalPharmaceutical Federation ウェブサイトより（https://www.fip.org/file/1586）

【資料2】日本医師会ウェブサイトより（一部編集部注を追加）（https://www.med.or.jp/di-med/wma/lisbonj.pdf）

【資料3】木村利人編集主幹『バイオエシックスハンドブック—生命倫理を超えて』法研，2003，pp.449-452，2003．

【資料4】笹栗俊之，池松秀之編『臨床研究のための倫理審査ハンドブック』丸善出版，pp.139-140，2011．

【資料5】日本医師会ウェブサイトより（https://www.med.or.jp/dl-med/wma/helsinki2013j.pdf）

索　引

頁数はその用語が登場する項目，資料の中で出てくる一番早いページを表す.

略語索引

人名索引

事項索引

■編者・執筆者紹介■

【編　者】

松島哲久（まつしま・あきひさ）　大阪医科薬科大学名誉教授．京都大学大学院文学研究科博士課程修得．研究テーマは，現代フランス哲学，医学哲学，医療倫理学．共編著に『医学生のための生命倫理』『教養としての生命倫理』『いまを生きるための倫理学』丸善出版．共訳書にジャン゠リュク・プチ『労働の現象学』法政大学出版局など．

宮島光志（みやじま・みつし）　富山大学学術研究部薬学・和漢系教授．東北大学大学院文学研究科博士後期課程単位取得退学．研究テーマは応用倫理学，カント哲学，近代日本哲学．共編著に『三木清研究資料集成』クレス出版．翻訳書にカント『自然地理学』岩波書店など．

【執筆者】（五十音順）

浅野幸治（あさの・こうじ）　豊田工業大学特任准教授（哲学）．テキサス大学大学院哲学科博士課程修了 Ph.D.　研究テーマは，社会哲学，動物倫理など．著書に『ベジタリアン哲学者の動物倫理入門』ナカニシヤ出版，訳書にヒレル・スタイナー『権利論』新教出版社，ジャン・バニエ『人間になる』新教出版社など．

有馬　斉（ありま・ひとし）　横浜市立大学国際教養学部准教授．国際基督教大学 教養学部卒，米国ニューヨーク州立大学バッファロー校 哲学博士課程修了．博士（哲学）．専門は倫理学，生命倫理．主な業績に『死ぬ権利はあるか—安楽死，尊厳死，自殺幇助の是非と命の価値』春風社（日本医学哲学・倫理学会賞受賞），Continuous Deep Sedation and the Doctrine of Double Effect, *Bioethics*, 34(9)．

池辺　寧（いけべ・やすし）　奈良県立医科大学准教授．広島大学大学院文学研究科博士課程単位取得退学．研究テーマはハイデガー哲学，医療倫理学．共著に『看護職・看護学生のための「痛みケア」』ピラールプレス，『いまを生きるための倫理学』丸善出版など．共訳書にミュラー『徳は何の役に立つのか？』晃洋書房など．

石田安実（いしだ・やすし）　上智大学生命倫理研究所客員研究員．東京大学大学院人文科学研究科博士課程（倫理学）を単位取得退学後，フルブライト奨学生として米国ブラウン大学哲学科博士課程に留学・修了．研究テーマは近・現代英米哲学，応用倫理学など．近年の論文に「『自律』の新たな『弱い実質的説明』—『正常さ』概念の検討を通して」『医学哲学・医学倫理』第 37 号，「多元的な『尊厳』概念の模索 —『能力』概念の検討を通して」『医学哲学・医学倫理』第 35 号など．

板井孝壱郎（いたい・こういちろう）　宮崎大学大学院医学獣医学総合研究科教授，宮崎大学医学部附属病院臨床倫理部部長（併任）．京都大学大学院文学研究科博士後期課程（倫理学専修）研究指導認定退学．研究テーマ：臨床倫理コンサルテーション，臨床プラグマティズム．共編著書に『医療情報』シリーズ生命倫理学 16，丸善出版，『臨床倫理学入門』医学書院など．

一戸真子（いちのへ・しんこ） 埼玉学園大学大学院教授（ヘルスケアサービス・マネジメント）東京大学大学院医学系研究科博士課程修了．博士（保健学）．専門領域：医療・健康管理学．研究テーマ：ヘルスケアサービスの質に関する研究．単著『ヘルスケアサービスの質とマネジメント－患者中心の医療を求めて』社会評論社，『グローバル・ヘルス・ビジネス－世界標準で健康を考える』日本経済評論社．編著者『国際看護－言葉・文化を超えた看護の本質を体現する』学研メディカル秀潤社など．

遠藤寿一（えんどう・としかず） 岩手医科大学教養教育センター教授．東北大学大学院文学研究科博士課程満期退学．研究テーマは，カント哲学，人格の同一性，文化論．論文「私たちは動物か」『東北哲学会年報』第 31 号，「死の多元論とインテグリティ」『岩手医大教養教育研究年報』第 54 号など．

冲永隆子（おきなが・たかこ） 帝京大学共通教育センター教授．京都大学大学院人間・環境学研究科博士後期課程修了，博士（人間・環境学）．研究テーマはアドバンスケアプランニング．博士学位論文「終末期の意思決定支援に向けての日本人の意識」．著書に，共著「生命倫理理論」『生命倫理・医事法』改訂版，医療科学社など．

樫　則章（かたぎ・のりあき） 大阪歯科大学歯学部教授．大阪大学大学院文学研究科単位取得退学．専門分野は倫理学．共編著に『生命倫理学の基本概念』シリーズ生命倫理学 2，丸善出版，『生命倫理と医療倫理』第 4 版，金芳堂など．

川北晃司（かわきた・こうじ） 明治薬科大学薬学部倫理学研究室教授．東京大学大学院人文社会科学研究科倫理学専攻博士課程単位取得退学．最近の論文に「ハンセン病とその医師及び患者の奮闘―ハンセン病啓発の歴史的倫理的検討」『明治薬科大学研究紀要（人文科学・社会科学）』第 49 号など．

小門　穂（こかど・みのり） 神戸薬科大学薬学部准教授．京都大学大学院人間・環境学研究科研究指導認定退学，博士（人間・環境学）．研究テーマは生命倫理学，科学技術社会論．著書に『フランスの生命倫理法―生殖医療の用いられ方』ナカニシヤ出版（第 33 回渋沢・クローデル賞特別賞），論文に「フランス生命倫理法改正と『母親』の変容」『年報医事法学』第 36 号など．

小林道太郎（こばやし・みちたろう） 大阪医科薬科大学看護学部准教授．名古屋大学大学院文学研究科修了．博士（文学）．研究テーマは，現象学，看護倫理．論文に「ケア倫理は看護倫理にどう貢献しうるのか：ケアの諸局面の倫理的要素から」『日本看護倫理学会誌』第 6 巻 1 号など．

杉本俊介（すぎもと・しゅんすけ） 慶應義塾大学商学部准教授．京都大学大学院文学研究科博士後期課程修了．博士（文学）．研究テーマは倫理学．主著に『なぜ道徳的であるべきか―Why be moral? 問題の再検討』勁草書房．共著・分担執筆に『宇宙倫理学』昭和堂，『信頼を考える』勁草書房，『ビジネス倫理学読本』晃洋書房など．

仙波由加里（せんば・ゆかり） お茶の水女子大学ジェンダー研究所特任講師．早稲田大学大学院人間科学研究科生命科学専攻博士課程修了，博士（人間科学）．専門分野は，生命倫理（バイオエシックス）およびジェンダー学．特に生殖医療に関心を持ち，その中でも第三者のかかわる生殖技術に関連する問題を中心に，生命倫理，ジェンダーの側面から研究を行っている．著書に『血のつながりを越えて』人間と歴史社など．

中澤　武（なかざわ・たけし）　早稲田大学文学研究科哲学専攻博士後期課程中退．ドイツ，トリーア大学博士（哲学 Dr. phil.）．明海大学・東京薬科大学・長野大学等非常勤講師．翻訳家．*Kants Begriff der Sinnlichkeit*, Frommann-Holzboog．共訳書に，マンフレッド・キューン『カント伝』春風社，監訳書に，ディーター・ビルンバッハー『生命倫理学：自然と利害関心の間』法政大学出版局．

旗手俊彦（はたて・としひこ）　札幌医科大学医療人育成センター准教授，学術博士（法学）所属学会：日本法哲学会，日本生命倫理学会，医療の質・安全学会，日本医療安全学会．札幌医科大学医学部にて，法学および法医学・医事法の講義の他，医療安全に関する講義と演習を，札幌医科大学保健医療学部にて，看護安全管理論等の講義を担当．著書に，共編著『はじめての医事法』成文堂など．

船木　祝（ふなき・しゅく）　札幌医科大学医療人育成センター教養教育研究部門准教授．学習院大学人文科学研究科博士後期課程単位取得退学．トリーア大学 Ph. D.（哲学）．研究テーマは，ドイツ近現代哲学，生命倫理．単著に『カントの思考の漸次的発展』論創社，『響き合う哲学と医療』中西出版など．

本郷正武（ほんごう・まさたけ）　2004 年東北大学大学院文学研究科博士課程修了（博士（文学），2010 年和歌山県立医科大学医学部准教授を経て，2019 年より桃山学院大学社会学部准教授．主著に『HIV/AIDS をめぐる集合行為の社会学』ミネルヴァ書房，共編著『薬害と現代社会』ミネルヴァ書房（2022 年刊行予定）．

山本史華（やまもと・ふみか）　東京都市大学共通教育部教授．東北大学大学院文学研究科博士課程修了．博士（文学）．研究テーマは言語哲学，応用倫理学，生命倫理学．著書に『無私と人称—二人称生成の倫理へ』東北大学出版会，『日常のなかの生命倫理—最後に守るべきものは何か』梓出版社，共編著に『リレー講義—ポスト 3.11 を考える』萌書房など．

新版 薬学生のための医療倫理【コアカリ対応】

令和 3 年 8 月 31 日　発　　　行
令和 5 年 2 月 10 日　第 2 刷発行

編　　者　　松　島　哲　久
　　　　　　宮　島　光　志

発 行 者　　池　田　和　博

発 行 所　　丸善出版株式会社

〒101-0051 東京都千代田区神田神保町二丁目 17 番
編集：電話(03)3512-3264／FAX(03)3512-3272
営業：電話(03)3512-3256／FAX(03)3512-3270
https://www.maruzen-publishing.co.jp

© Akihisa Matsushima, Mitsushi Miyajima, 2021

組版印刷・株式会社 日本制作センター／製本・株式会社 松岳社

ISBN 978-4-621-30634-5 C3047　　　　Printed in Japan